Pflegewissenschaft heute

Band 8

Herausgeberin der Reihe:
Univ.-Prof. Dr. Elisabeth Seidl

Chronisch kranke Menschen in ihrem Alltag

Das Modell von Mieke Grypdonck, bezogen auf PatientInnen nach Nierentransplantation

Herausgegeben
von
Elisabeth Seidl
und
Ilsemarie Walter

2005

VERLAG WILHELM MAUDRICH
WIEN – MÜNCHEN – BERN

Printed in Austria

Umschlaggestaltung: Mag. Johannes Pumhösl

Filmsatz und Offsetdruck: Ferdinand Berger & Söhne Gesellschaft m. b. H.,
3580 Horn, Wiener Straße 80

ISBN 3-85175-827-7

Inhalt

Teil II

Preface

Mieke Grypdonck

The position of chronically ill in health care is gradually changing. For many years, health care has been modelled on the acutely ill. Medicine temporarily took over the direction of the patients' lives. Ill people were excused of participation in work and in society, they could concentrate on being treated and becoming better. Nurses were assisting doctors to carry out this important task: making patients better. Patients had to take the suffering that this required. They were (considered) looking toward the end of the tunnel. After all, their suffering would be of short duration and the result more than worthwhile.

Of course, it has always been the case that not all patients could be healed. Many died, and some lived on with their ailments.

The latter category now has become the majority of the clients in health care. The partial success of medicine, allowing treating diseases with means that did not exist or could not be used a number of years ago, without being able to cure the patients, has led to a large group of chronically ill. They can no longer be treated as a marginal group in health care.

The social position of the chronically ill has dramatically changed. Persons with a handicap, whether due to congenital diseases or chronic diseases that have appeared later, are considered to have a right to active and high quality participation in social life. They need to be able to work, to participate in leisure activities and vacations. They need to have a chance to raise their family in the best conditions. They should be enabled to have a high quality of life. At the same time, there is a growing awareness of the impact of chronic diseases on peoples' lives. The diagnosis of a chronic disease causes a fundamental disruption that the person with a chronic illness and his family members need to deal with. To be compliant with life long treatments, imposing restrictions or causing unpleasant side effects is not easy. For many, life becomes inherently unpredictable.

Qualitative research, and nursing research in particular, has contributed to a great extent to make the task of the person with a chronic illness clear: to take the necessary measures to contain the disease and at the same time to lead a life that is as normal as possible. It has become clear that it can take an enormous effort to do so, not in the least because the demands of both are often conflicting. Persons with a chronic illness may be successful in fulfilling this difficult task, and if they do, it will greatly contribute to their quality of life. But not all are successful. Good care may increase the level to which a person with a chronic illness is successful in lifting life above disease. Such good care requires that the professional - the doctor, the physiotherapist, the dietician, the social worker and the nurse - are aware of what it means for the patient to live a life of which the illness has become an unavoidable part.

This book seeks to contribute to such understanding. In the first part of the book a model for the care of persons with a chronic illness is presented. It is based on studies of persons within a wide variety of chronic illnesses which I carried out with colleagues and students at the University of Utrecht and Ghent University. The editors of the book have made a very adequate compilation of several texts thus providing a more complete picture of the model than has been given thus far. In the second part of the book a very interesting study conducted by Dr. E. Seidl c. s. is presented about patients who have undergone a renal transplantation. The patients have been looking forward to the transplantation as a major event in their life, that may bring to an end the limitations and frustrations of the dialysis-period. They hope to be, and even count on being able to make a new start.

Some are lucky and feel as if reborn; others continue to struggle with the illness. Understanding by health care providers and services that are suited to their needs may help them a great deal.

The combination of a general model for nursing care of the chronically ill with an in depth study of one category, patients who have undergone a renal transplantation, can increase this understanding and contribute to services attuned to the needs of the persons with a chronic illness and their family members. Knowledge, however, also knowledge from qualitative research, can function as prejudice. Then, it might have the opposite effect. Reconstructing the story of patients through (qualitative) research can never take the place of careful listening to each person's own story. When knowledge is used as a closed framework or leads to considering what is different as deviant, it will be dangerous. When it is used as a key to a world that each time needs to be explored, it may increase the effectiveness of the listening, and enhance the likelihood that the patient experience is understood and that the care is experienced as fitting.

I hope that the latter will be the case and that the book may increase the sensitivity of the health care workers and in particular the nurses to the real issues in the care of their patients who suffer from a chronic disease.

Einleitung

Elisabeth Seidl

Durch die Entwicklungen der letzten Jahre hat die Gesundheits- und Krankenpflege ein Profil angenommen, das zunehmend von autonomer Handlungskompetenz und Eigenverantwortung geprägt ist. Zu den Einflussfaktoren auf diesen Wandel des Berufsbildes sind in Österreich einerseits bildungspolitische Maßnahmen zu zählen, zu denen vor allem das Ausbildungsgesetz von 1997 und die Implementierung der Pflegewissenschaft an der Universität gehören. Seit 1999 existiert an der Universität Wien ein Individuelles Diplomstudium für Pflegewissenschaft, seit 2004 ein Ordentliches Studium in Graz und Innsbruck. Andererseits sind berufspolitische Maßnahmen und ein neues Selbstverständnis der Berufsangehörigen ein Motor für die Entwicklung.

Tiefgreifend geändert hat sich in diesen Jahren auch das Krankheitsspektrum. Die Anzahl chronisch kranker Menschen hat deutlich zugenommen und deren Position im Gesundheitswesen hat sich geändert, wie Grypdonck im Vorwort dieses Buches aufzeigt. Chronisch kranke Menschen haben eine überaus schwierige Aufgabe zu meistern, nämlich „das Leben über die Krankheit hinauszuheben", wie Grypdonck es bezeichnet. Das kann nur gelingen, wenn Pflege dabei unterstützend wirkt. Nur hochkompetente Teams von Ärzten, Pflegepersonen, Physiotherapeuten, Sozialarbeitern usw. werden in der Lage sein, den notwendigen Unterstützungsbeitrag zu leisten. Die bestehenden Strukturen des Gesundheitswesens wurden – wie auch die Weltgesundheitsorganisation betont – nicht für die Versorgung chronisch Kranker entwickelt und sind zur Erfüllung der Bedürfnisse dieser Personengruppe kaum geeignet.

Aus solchen Überlegungen heraus wurden in letzter Zeit innerhalb der Pflegewissenschaft nicht nur zahlreiche Untersuchungen zu dieser Problematik durchgeführt, sondern es sind auch einige Theorien bzw. Modelle entstanden, die sich mit dem Erleben chronisch Kranker beschäftigen und daraus die Aufgaben der Pflege auf diesem Gebiet entwickeln. Einer der bedeutendsten theoretischen Beiträge ist das von der niederländischen Pflegewissenschaftlerin Mieke Grypdonck erarbeitete „Modell der Pflege chronisch Kranker", das wir im ersten Teil dieses Buches vorstellen. Wir danken Mieke Grypdonck sehr für die Erlaubnis, eine von uns erstellte Auswahl von Passagen aus drei ihrer Vorträge in deutscher Übersetzung herauszugeben. Diese Form der „Collage" haben wir deshalb gewählt, weil in allen drei Texten viele wertvolle und eindrucksvolle Stellen enthalten sind, die wir den deutschsprachigen LeserInnen zugänglich machen wollten. Wilfried Schnepp, der mit dem Modell in der Originalsprache bestens vertraut ist, danken wir herzlich für die Redigierung.

Den zweiten Teil des Bandes bildet eine Studie, die wir im Rahmen der Abteilung Pflegeforschung des Instituts für Pflege- und Gesundheitssystemforschung der Universität Linz an der Nephrologischen Abteilung des Wiener Allgemeinen Krankenhauses durchgeführt haben. Das Ziel dieser Untersuchung war es, zu erforschen, wie die Situation nach einer Nierentransplantation von den Betroffenen selbst erlebt wird, um daraus Hinweise für eine mögliche Unterstützung durch Pflegende zu gewinnen. Einbezogen wurde auch eine von uns durchgeführte Evaluation des Informationsgesprächs, das auf der Station 20 H der gleichen Abteilung von den Pflegepersonen aus eigener Initiative für Kranke nach Nierentransplantation gestaltet wird.

Die Ergebnisse dieser in weiten Teilen qualitativen Studie zeigen, dass die Rücksichtnahme auf den Blickwinkel chronisch Kranker zu wesentlichen Modifikationen der professionellen Sicht führen muss. So kann etwa das Ziel pflegerischer Information und Beratung nicht die größtmögliche Befolgung ärztlicher Vorschriften sein, sondern das Bemühen, den Betroffenen trotz ihrer Erkrankung ein für sie sinnvolles Leben zu ermöglichen. Worte wie „Compliance“, „Self-Management“, „Self-Care“ oder „Empowerment“ gewinnen einen anderen Sinn, wenn sie von der Patientenseite her betrachtet werden. Nebenwirkungen von Medikamenten, die aus der Sicht der professionellen Helfer nicht so schlimm sind, weil sie die durchschnittliche Lebenserwartung nicht beeinträchtigen, können die Lebensqualität der Kranken schwer einschränken. Es ist auch nicht von vorneherein vorauszusetzen, dass die Prioritäten, die die Pflegepersonen setzen, auch die Prioritäten der Betroffenen selbst sind. Die Pflege chronisch Kranker erfordert – anders als im Akutfall, in dem oft sehr rasch Maßnahmen gesetzt werden müssen – ein ständiges Überlegen und Abwägen gemeinsam mit den Kranken. Den Pflegepersonen können damit Anregungen gegeben werden, zeitweise von der professionellen Perspektive Abstand zu nehmen und aus der Sicht der Betroffenen mit diesen zusammen Ziele zu formulieren und Entscheidungen zu treffen.

Ein Modell zur Pflege chronisch Kranker

Mieke Grypdonck

Aus der Überzeugung heraus, dass dieses Modell der Pflege chronisch Kranker von eminenter Bedeutung auch für die deutschsprachige Pflege ist, haben wir diesen Text aus Originalbeiträgen von M. Grypdonck zusammengestellt und mit der Erlaubnis der Autorin übersetzt. Es handelt sich dabei um Schlüsselstellen aus drei Vorträgen, die Grypdonck in den Jahren 1996, 1998 und 1999 in niederländischer bzw. englischer Sprache gehalten hat.[*]

Die Herausgeberinnen

1. Die Theorie

1.1 Eine Theorie zur Pflege chronisch Kranker

Seit ich 1991 an die Universität Utrecht ging, ist meine Forschung auf Personen mit einer chronischen Krankheit ausgerichtet. In meiner Inaugurationsrede im Jahr 1996 (Grypdonck 1996) stellte ich eine Theorie der Pflege für chronisch Kranke vor. Sie beruht auf meiner eigenen Forschung und der Forschung über chronische Krankheit und stützt sich auf meine frühere Arbeit. Seit damals haben wir weitere Studien durchgeführt, wodurch die Theorie bereichert, vertieft und weiter entwickelt wurde.[1]

* * *

[*] Die Übersetzung aus dem Englischen wurde von Elisabeth Seidl und Ilsemarie Walter vorgenommen, die Übersetzung aus dem Niederländischen von Sabine Ruppert. Anschließend wurde der Text von Wilfried Schnepp redigiert.

Chronisch Kranke erhalten immer mehr Aufmerksamkeit im Gesundheitswesen. Das ist mehr als berechtigt. Sie sind in der Tat die größten Konsumenten im Gesundheitswesen. In der Universitätsklinik in Utrecht sind 80 Prozent der PatientInnen chronisch krank. In den Niederlanden hat sich die Stellung der chronisch Kranken in der Gesellschaft und im Gesundheitswesen in den letzten Jahren wesentlich gebessert. Von 1994 bis 1999 war eine „Nationale Commissie Chronische Zieken" tätig, die der Gesundheitsminister eingesetzt hatte und die sehr stark zur Verbesserung der Position und des Loses chronisch Kranker in den Niederlanden beitrug. Dazu kommt, dass die Patienten in den Niederlanden sehr gut organisiert sind; diese Bewegung hat an der Veränderung wesentlichen Anteil.

Trotz dieser Entwicklungen sind viele Anbieter im Gesundheitswesen, viele Gesundheitsmanager und viele Entscheidungsträger noch immer geneigt, zuerst an die Akutkranken zu denken, und noch dazu die Versorgungsmodelle für chronisch Kranke an die Modelle anzupassen, die für die Versorgung von akut Kranken entwickelt wurden.

Ich will hier ein Modell für die Pflege chronisch Kranker vorstellen, das sich davon unterscheidet. Mein Ausgangspunkt sind die Bedürfnisse der chronisch Kranken, wie sie in unserer Arbeit über Leben mit einer chronischen Krankheit sichtbar werden.[2]

1.2 Der Ausgangspunkt der Theorie: das Erleben der Kranken

Zwei Betrachtungsweisen

Chronische Krankheiten können auf verschiedene Arten erforscht werden (van den Bos 1993). Die professionelle Pflege und die Pflegewissenschaften haben ihre eigene Betrachtungsweise von chronisch Kranken, die sich aus der spezifischen Funktion der professionellen Pflege ergibt. Aber die Pflegewissenschaft ist keine paradigmatische

Wissenschaft (Grypdonck 1981). Es gibt mehrere Auffassungen über die Rolle der Pflegepersonen, über die Arten, wie das Wesen der Pflege in Worte gefasst werden kann, über die Basiskonzepte der Pflegewissenschaften und darüber, was die legitimen Themen der Forschung sind. Die Pflegewissenschaft unterscheidet sich darin nicht von vielen anderen Disziplinen. Aber gerade weil das so ist, ist es unmöglich, über *die* Pflegewissenschaft zu sprechen.

In der theoretischen pluralistischen Pflegewissenschaft unterscheidet man zwei Hauptströmungen. Die erste Hauptströmung, der ich selbst nicht angehöre, teilt mit vielen medizinischen Disziplinen die Ausrichtung auf das Funktionieren. Gesundheit wird als (Möglichkeit zum) Funktionieren, Heilung als Funktionswiederherstellung ausgedrückt. Die Lebensqualität wird aufgefasst als subjektive Erfahrung oder Meinung über das Ausmaß, in dem man ungehindert an den Aktivitäten des täglichen Leben teilnehmen kann (vgl. van Elderen et al. 1994, Grypdonck 1995). Die Selbstfürsorgetheorie von Orem (1991) ist sicherlich der Prototyp für diese „Schule". Im Vordergrund steht vor allem die Unterstützung bei der Bewältigung des täglichen Lebens. Die Pflegeperson sorgt dafür, dass der Kranke die Aufgaben, die das Leben stellt, so gut wie möglich erfüllt, und vor allem, dass die Forderung nach einem „gesunden Leben" berücksichtigt wird. Die eigenen Fähigkeiten des Kranken in dieser Richtung – und die Förderung dieser Fähigkeiten – sollen im Brennpunkt des Interesses stehen. Selbstfürsorgedefizite sind der Ausgangspunkt der Pflege durch die Pflegeperson. Anleitungen zu geben ist eine der am meisten vorkommenden Interventionen der Pflegeperson. Compliance, Funktionswiederherstellung und Selbstfürsorge sind die wichtigsten Maße für ein Ergebnis. Der chronisch Kranke erscheint der Pflegeperson als jemand, der eine Anzahl von Aufgaben des täglichen Lebens nicht mehr erfüllen kann und um seiner Krankheit willen ein therapeutisches Regime ausführen muss. Die Pflegeperson soll dem chronisch Kranken dabei helfen und ihn unterstützen, am besten dadurch, dass sie ihn dazu befähigt, die Funktionen zu erfüllen, und, wenn er das nicht kann, diese selbst übernimmt.

Es gibt auch eine andere Perspektive. Diese wird meistens die am Erleben orientierte Perspektive genannt. „Am Erleben orientiert" muss hier in der phänomenologischen Bedeutung des Wortes aufgefasst werden. Für die Phänomenologie besteht die menschliche Wirklichkeit nicht außerhalb der Bedeutung, die der Mensch seiner Welt verleiht. Ohne diese Bedeutung kann man sich der Wirklichkeit nicht nähern. So ist Krankheit nicht etwas, was sich als objektives Geschehen außerhalb der menschlichen Person im Körper vollzieht. Krank sein wird durch den Kranken als Person erlebt und bekommt dadurch seine spezifische Ausprägung (van den Berg 1969, Luijpen 1972).

Die Pflegeperson geht bei der am Erleben orientierten Perspektive von der Erfahrung und der Bedeutung aus, die der Patient seiner Erkrankung verleiht. Ein chronisch Kranker wird mit einer veränderten Lebensperspektive konfrontiert. Was vor der Diagnose als Zukunftsbild selbstverständlich galt, wird nun unwahrscheinlich oder unmöglich. Was normal schien, hat nun seine Bedeutung verloren. Die Endlichkeit des Lebens, Leid und Sorgen machen nun unverkennbar einen Teil der Lebensperspektive des Kranken aus (Gullickson 1993). Was er sich von seinem Leben vorgestellt hat, wird unerreichbar. Er muss mit Einschränkungen leben. Eine Anzahl von Aktivitäten kann oder darf er nicht (mehr) verrichten. Die Krankheit oder die Therapie verlangen, dass er bestimmte Handlungen ausführt. Körperliches Leiden, Schmerz und andere Symptome, z. B. Husten, Kurzatmigkeit, Gelenksteifheit oder Durst sind oft unvermeidlich. Teilweise sind sie zu beherrschen, teilweise auch nicht. Das Leben wird unklar und unsicher. Der chronisch Kranke weiß oft nicht, was ihn erwartet. Sein Körper reagiert oft unerwartet. Er ist unzuverlässig geworden und schwieriger zu interpretieren. Die Zukunft ist nicht vorhersagbar. Der Kranke weiß nicht, wie gut die Krankheit in den Griff zu bekommen ist, wie lang es dauern wird, ehe er richtig behindert wird. Und er kann nicht aufhören zu hoffen, dass die Medizin, ehe es zu spät ist, vielleicht noch etwas findet, was sein Schicksal wesentlich verbessern wird.

In diesem Kontext gibt der chronisch Kranke seinem Leben eine Form – mit der Krankheit und ihren Konsequenzen. Er lebt, er muss mit der Krankheit leben. Da gibt es kein Entkommen. Er gibt seinem Leben, mit der Krankheit, Sinn und Bedeutung. Aber – wenn alles gut geht – lebt er nicht für seine Krankheit. Je mehr es ihm gelingt, die Krankheit am Rand seines Lebens zu positionieren, desto mehr rückt sein eigentliches Leben ins Zentrum und umso besser wird es ihm gelingen, mit der Krankheit zu leben.[3]

1.3 Pflegetheorie als Prozess

Die Theorie, die ich vorstelle, ist eine normative Theorie für die Pflege von chronisch Kranken. Sie erklärt nicht, wie Pflege durchgeführt wird, und beschreibt sie auch nicht. Sie stellt dar, was in einem bestimmten Kontext eine wünschenswerte Vorgangsweise wäre, chronisch Kranke zu pflegen.[4]

In der traditionellen metatheoretischen Literatur der Pflege geht der Mainstream dahin, dass eine Pflegetheorie entwickelt und anschließend getestet werden muss. Sobald bewiesen ist, dass sie in Übereinstimmung mit den empirisch beobachteten Daten steht, ist die Theorie vertrauenswürdig und erlangt wissenschaftlichen Status. Von diesem Zeitpunkt an kann die Theorie als valide Darstellung der Wirklichkeit betrachtet werden, und Pflegepersonen und Patienten sind verpflichtet, danach vorzugehen. Die Theorie ist Teil des Wissenskorpus der Pflege geworden.

Diese Sicht der Theoriekonstruktion und Theorieentwicklung liegt auf der Linie des neopositivistischen Denkens. Sie basiert auf der Idee der endgültigen Verifikation und kumulativen Natur des Wissens. Einmal sorgfältig verifiziert, wird ein Statement oder eine Theorie zu einem Teil des anerkannten Wissenskorpus und verbleibt dort, da der Vorgang einer ausreichenden Verifikation die Validität garantiert.

In der Zwischenzeit haben Pflegewissenschaftler entdeckt, dass diese Vorgänge der Theoriekonstruktion und -entwicklung einer normativen Theorie nicht angemessen sind und dass sie in einer empirischen Theorie nicht genau so funktionieren, wie sie beschrieben werden, aber der größte Teil der metatheoretischen Literatur spiegelt diese Erkenntnis nicht wirklich wider.

Wenn sie nach ihren Früchten beurteilt wird, muss man sagen, dass die traditionelle metatheoretische Position nicht fruchtbar ist und auch in anderen Disziplinen nicht angewandt wird. Vor allem ist sie nicht für Humanwissenschaften geeignet, die mit einer sich rasch wandelnden Welt konfrontiert sind, und sie erlaubt es nicht, die Veränderungen in der Gesellschaft, im pflegerischen Wissen und im Wissen aus anderen Fachgebieten innerhalb und außerhalb der Pflege zu berücksichtigen. Warum sollte das, was vor mehr als dreißig Jahren gesagt und gedacht wurde, heute immer noch der beste Weg sein, die Pflege wissenschaftlich zu betrachten?

Aus metatheoretischer Sicht sollte die Entwicklung einer Pflegetheorie nicht als Produkt, sondern als Prozess gesehen werden. Eine Pflegetheorie sollte ständig weiterentwickelt werden, sie sollte als zeitlich begrenztes Instrument betrachtet werden, dessen Zweck es ist, in der Gegenwart unser Verständnis der Welt, in der wir leben, zu verbessern und unser Eingreifen in diese Welt zu leiten, für jetzt und für die nächste Zukunft.[5]

2. Leben mit chronischer Krankheit

2.1 Nicht die Krankheit, sondern die Person steht im Vordergrund

Unser wichtigster Grundsatz ist, dass die Pflege chronisch Kranker in das Erleben und die Erfahrung der chronisch kranken Person eingebettet sein muss.

Wir vermeiden den Ausdruck „die erlebte Erfahrung der Krankheit“, der sehr oft in Kreisen phänomenologisch oder in anderer Weise qualitativ orientierter ForscherInnen verwendet wird. Gewiss ist die Krankheit ein Teil des Lebens der chronisch kranken Menschen, sie ist jedoch nur ein Teil. Menschen mit einer chronischen Krankheit wollen und sollten nicht auf ihre Krankheit reduziert werden. Zum Beispiel bezeichnen sich die Mitglieder einer MS-Organisation (Multiple Sklerose-Organisation) selbst nicht als MS-Patienten und bestehen darauf, dass dies auch andere nicht tun. Sie wollen als Menschen betrachtet werden, die MS haben.

Die Pflege der chronisch Kranken sollte sich auf das Leben der einzelnen Person ausrichten und nicht auf die Krankheit oder deren Folgen.[6]

2.2 Zwei verschiedene Arten, auf die Krankheit zu reagieren

Chronisch Kranke und ihre Angehörigen reagieren unterschiedlich auf das Leben mit einer chronischen Krankheit. Manche schaffen es sehr gut, über die Krise hinwegzukommen, wenn es auch manchmal Jahre dauert. Es gelingt ihnen, sich am Leben zu erfreuen, dann, wenn es erfreulich ist. Sie werden nicht von dem Gedanken beherrscht, was sie alles verloren haben und was nicht mehr möglich ist. Sie versuchen, das Beste daraus zu machen, und sind mit ihren Erfolgen zufrieden. Sie managen ihre Krankheit. Sie passen das therapeutische Regime so an, dass sie damit leben können, und passen ihr Leben den Anforderungen des therapeutischen Regimes an. Sie nehmen die Einschränkungen an, die unvermeidlich sind. Sie sind Menschen mit einer Krankheit. Sie haben eine Krankheit die ganze Zeit, aber sie sind nicht die ganze Zeit krank. Es gelingt ihnen, ihr Leben über die Krankheit hinauszuheben.

Andere Menschen sind mit ihrem Leben nicht zufrieden. Sie haben eine chronische Krankheit, die sie nicht verdienen. Das ist unfair. Sie können sich auf die Veränderungen, die diese Krankheit in ihr Leben gebracht hat, nicht umstellen, und sie hören nicht auf, die vielen und schwerwiegenden Verluste zu beklagen. Sie erwarten, dass die professionellen Helfer tun, was notwendig ist, und sind unzufrieden mit der Versorgung. Tatsächlich tun diese professionellen Helfer ja auch nicht, was sie von ihnen erwarten: sie von der Krankheit befreien. Wenn die PatientInnen im Krankenhaus sind, warten sie: sie warten auf das, was kommen soll, auf das, was getan wird. Sie stimmen dem therapeutischen Regime nur halbherzig zu, und nehmen es nicht selbst in die Hand. Sie tun „ihr Bestes", oft nicht genug in den Augen der Professionellen und nicht genug, um die Folgen der Krankheit für die Zukunft zu begrenzen. Sie versuchen die Pflegenden zu überzeugen, dass sie es nicht besser können, aber diese verstehen sie oft nicht. Die Krankheit durchdringt ihr Leben und das ihrer Familie. Sie sind PatientInnen im wahren Sinn des Wortes: sie leiden – und Leiden ist ihre vorherrschende Art zu sein.[7]

* * *

Eine Person in unserer MS-Studie gehört zur ersten Gruppe. Dieser Mann unternimmt regelmäßig mit seinem elektrischen Rollstuhl – einem Scootmobil – Fahrradtouren mit seiner Frau und seinem Sohn.

Er hat Radtouren immer geliebt und seit er nicht mehr Rad fahren kann, ist er glücklich, dass er mit seinem Scootmobil hinausfahren kann. Er kann 12 km in der Stunde fahren, zwei Stunden lang, und das ist gut. Seine Frau und sein Sohn passen sich diesen Einschränkungen an. Und er genießt diese Ausfahrten wirklich.

Andere PatientInnen fürchten sich, in ihrem Rollstuhl auszufahren. Der Rollstuhl ist für sie ein Symbol ihrer Einschränkungen und nicht ein Mittel, das neue Möglichkeiten schafft. Sie denken nur an die komplexen Anforderungen, die mit der Ausfahrt verbunden sind, an die Belastung, mit dieser schrecklichen Maschine einkaufen zu fahren, und haben dabei kein Gefühl der Befreiung.[8]

* * *

Wir wissen noch sehr wenig darüber, was bewirkt oder dazu beiträgt, dass ein Kranker sich in die eine oder andere Richtung entwickelt. Wir wissen auch nicht, ob eine Person, die zur Gruppe der Leidenden gehört, dahingehend unterstützt werden könnte, dass sie zu einer Person mit einer chronischen Krankheit wird, die ihr Leben mit der Krankheit aktiv managt. Wir haben erkannt, dass es für die Qualität des Lebens sehr viel ausmacht, ob eine Person zu der einen oder der anderen Gruppe gehört. Das macht dieses Thema zu einer Forschungspriorität.[9]

2.3 Sich auf den Körper nicht verlassen können

Eine chronische Krankheit verändert die Beziehung eines Menschen zu seinem Körper.

Gesunde Menschen, deren Körper normal funktioniert, erfahren ihren Körper als ein verlässliches Mittel, um zu tun, was man tun möchte. Der Körper bringt uns dorthin, wo wir hin wollen, er lässt uns denken, was wir denken wollen, er drückt unsere Emotionen aus wie zum Beispiel im Gelächter, im Weinen oder im Ekel, er gibt unseren sozialen Beziehungen die Form, etwa beim Händeschütteln. Gewöhnlich sind wir uns unseres Körpers nicht bewusst; er ist ein unproblematischer Teil von uns selbst, ein selbstverständlicher Verbündeter. Bei vielen chronischen Krankheiten ist dies nicht mehr der Fall. Die Beteiligung des Körpers an der Gestaltung des Lebens ist nicht mehr selbstverständlich, nicht länger unproblematisch. Für einen Patienten mit einem zerebrovaskulären Insult können die Bewegungen sorgfältige Überlegung verlangen. Der Parkinson-Patient ist sich schmerzlich bewusst, dass sein Gesicht seinen Emotionen nicht gehorcht und dass sein Gesprächspartner nicht sieht, dass er sich über die ihm mitgeteilte Nachricht freut. Der MS-Patient, der seinen Enkel auf seinem Schoß sitzen hat, kann ihn nicht streicheln, wie er es gerne möchte. Den Bewegungen seiner Arme und Hände fehlt die Leichtigkeit, die diese Geste braucht.

Viele Menschen mit einer chronischen Krankheit haben den Eindruck, dass ihr Körper sie betrügt: er macht Fehler im entscheidenden Moment. Unerwartete Komplikationen oder Verschlechterungen machen einen Krankenhausaufenthalt dann notwendig, wenn es wirklich unpassend ist, und die Teilnahme an wichtigen Unternehmungen ist durch dieses unerwartete Fernbleiben ernstlich behindert. Wenn ein wichtiges Ereignis in Aussicht ist, hat ein chronisch Kranker niemals die Sicherheit, ob er anwesend sein und mitmachen kann.

Der Verlust des selbstverständlichen Funktionierens des Körpers, die Tatsache, dass man ihm nicht trauen kann, und das Leiden, das daraus entsteht, dass er nicht richtig funktioniert, kann zu einer Trennung zwischen dem Körper und der Person führen. Ein MS-Patient sagt zum Beispiel: "Ich bin nicht krank, mein Körper ist es" (Spaink, 1997). Auch von Menschen mit großen Schmerzen nach Verbrennungen wird berichtet, dass sie sagen, *ihr Körper* schmerzt. Diese Trennung erlaubt es trotz schwerer Behinderung und Beschwerden, das Gefühl der Ganzheit zu bewahren. Es ist so, als ob die leidende Person den betroffenen Körperteil nähme und ihn nach außen stellte.

Chronisch kranke Menschen, so kann man daraus schließen, konstruieren möglicherweise eine Interaktion zwischen Geist und Körper, anders als Personen ohne Krankheit.

Die Manipulationen am Körper durch Professionelle, besonders durch Ärzte, bewirken eine Entfremdung. Die PatientInnen teilen die Einstellung der Professionellen, die den Körper als Objekt der Untersuchung, als Objekt der Manipulation betrachten.

Pflegepersonen, die den Körper mit Achtung behandeln, ihn berühren, wie zum Beispiel bei der Massage, ihn schön machen oder die Hässlichkeit verringern, indem sie etwa Make-up oder Parfum benützen, können bei der Wiederaneignung des Körpers helfen. In unserer Studie über PatientInnen in der Palliativpflege haben wir einige sehr klare Aussagen über die Auswirkung dieser Art von Pflege festgehalten, sowohl von PatientInnen als auch von Pflegepersonen.[10]

2.4 Sinn im Leben zu finden, hilft die existentielle Krise zu überwinden

Für alle, die mit einer chronischen Krankheit konfrontiert werden, ruft die Krankheit eine existentielle Krise hervor. Die Diagnose einer chronischen Krankheit, die der Patient manchmal noch vor dem Gesundheitswesen stellt, konfrontiert den Menschen mit seiner Verletzlichkeit. Der Tod wird zu einer Realität, die vor und nicht länger hinter dem Horizont liegt. (Gullickson, 1993; LaFortune Fredette, 1995; Nelson, 1996).

Die Krankheit schafft Unsicherheit, nicht nur praktische, sondern auch existentielle Unsicherheit. Sterben wird zu einem Thema, aber auch die Zeit bis dahin und auch die Frage, wie sehr das Leben noch lebenswert sein wird. Man weiß nicht, was man wird abschließen können und was ungetan bleiben muss. Manche chronischen Krankheiten wie MS oder Parkinson haben einen unvorhersagbaren Verlauf und machen daher die Zukunft völlig ungewiss. Personen, bei denen eine chronische Krankheit diagnostiziert wird, betrachten ihr Leben als zerstört. Sie hatten ein Bild oder eine Vorstellung von ihrer Zukunft, und das bricht in Stücke. Es wird ihnen klar, dass ihre Zukunft niemals so sein wird, wie sie es sich vorgestellt haben. Sie fühlen, dass ihr Leben gekennzeichnet sein wird von Sorgen, Problemen und Leiden. Es ist unsicher, ob sie lange genug leben werden, um wichtige Ereignisse zu erleben, wie die Hochzeit ihres Sohnes, die Erstkommunion ihres Enkels usw. Sie müssen ein neues Leben aufbauen, indem sie die Stücke zusammenklauben. Personen mit einer chronischen Krankheit antworten auf diese Unsicherheit oft, indem sie „Tag für Tag" leben, wie sie es nennen. Sie planen nicht für die Zukunft, sie denken nicht über die Zukunft nach. Oft halten sie an unrealistischen Ideen fest, die offensichtlich wichtig dafür sind, dass sie weitermachen können. Ein Parkinson-Patient, der gefragt wurde, ob er damit zurecht komme, im Pflegeheim zu wohnen, bejahte dies. „Natürlich", sagte er, „wenn es für den Rest meines Lebens wäre, wäre das unerträglich." Nichts in seiner Situation deutete jedoch irgendwie auf die Aussicht hin, wieder nach Hause gehen zu können, und es war klar, dass er es wissen müsste. In unserer Studie über Patienten mit zerebrovasculärem Insult fanden wir, dass Hoffnung, oft unrealistische Hoffnung, eine bedeutende Coping-Strategie darstellt. Die Patienten pflegen solche Hoffnung auf die Zukunft, damit sie in der Gegenwart weitermachen können. Hoffnung spielt eine große Rolle im Umgang mit chronischer Krankheit, das muss weiter untersucht werden. Aus unserer Forschung wird klar, dass mehr notwendig ist, als solche Äußerungen unrealistischer Hoffnung als eine Form von Verleugnung zu betrachten.

Menschen mit chronischer Krankheit können die existentielle Krise überwinden, indem sie Sinn finden in dem, was sie noch tun können, was sie noch sein können (Barroso, 1997; Dirksen, 1995; Nelson, 1996; Pool, 1995).

Um mit einer chronischen Krankheit zu leben, so sagen sie, ist es notwendig, den Widerstand aufzugeben. (Adan, 1998; Boeije, Bromberg, Duijnstee, Grypdonck und Pool, 1999; Bouquez, 1997; Goverde und Grypdonck, 1998). Viele unserer Interviewten lehnen das Wort „Akzeptanz" ab. Sie akzeptieren ihre Krankheit nicht, sagen sie. Akzeptieren hat eine zu positive Bedeutung, um ihre Haltung beschreiben zu können, und es klingt auch zu passiv. Sie müssen lernen, nicht gegen die Tatsache zu kämpfen, dass sie eine Krankheit haben. Aufhören zu fragen, warum sie von der Krankheit betroffen wurden. Sie müssen die Krankheit als eine Tatsache sehen und schauen, was sie in der gegebenen Situation tun und erreichen können. Sobald sie aufgehört haben, dagegen zu kämpfen, dass sie die Krankheit haben, können sie ihre Energie konstruktiv nützen, um ihrem Leben Sinn zu geben. Was sinnvoll ist, differiert von Person zu Person, und es unterscheidet sich sicher von dem, was gesunde Personen als lohnend ansehen. Manche Menschen berichten, dass sie durch die Krankheit gewachsen sind (Barroso, 1997; Fleury, Kimbrell und Kruszewski, 1995; Gullickson, 1993; Lindsey, 1996). Am häufigsten berichten das Krebspatienten, speziell diejenigen, die als vorläufig oder endgültig geheilt eingeschätzt werden können oder sich selbst so sehen (Brodsky, 1995; Dirksen, 1995; LaFortune Fredette, 1995; Moch, 1989; Nelson, 1996; Thibodeau und MacRae, 1997). Sie haben gelernt, ihre Zeit mit dem zu verbringen, was wirklich sinnvoll für sie ist; sie sind sich bewusst geworden, dass ihr Leben begrenzt ist, und wollen ihre Zeit sorgfältig nützen. In verschiedenen Studien berichten KrebspatientInnen, dass sie altruistischer geworden sind, und manchmal auch religiöser.

Menschen mit einer chronischen Krankheit, die ihre Möglichkeiten stark eingrenzt, berichten auch von Wachstum durch die Krankheit. Das Kranksein hat manche Menschen stärker gemacht. Sie wissen, dass sie mit schwierigen Situationen umgehen können, und sie haben mehr Vertrauen in ihre eigene Kraft. Aber viele PatientInnen verlieren Kraft, wenn ihr Leben zunehmend komplizierter wird. Die Tätigkeiten des täglichen Lebens erfordern einen immer größer werdenden Anteil ihrer Energie, und ihre Möglichkeiten, etwas zu tun, nehmen langsam aber stetig ab.[11]

* * *

Sich auf das zu konzentrieren, was im Leben sinnvoll ist, ist wahrscheinlich die wichtigste Strategie, um mit der Krankheit zurecht zu kommen. Chronisch kranke Menschen definieren oft spezifische Ziele für die Zukunft, oder sie definieren, wofür sich das Leben lohnt. *Wenn ich nur ... kann,* sagen sie. Den Rest aufzugeben können sie akzeptieren. Aufgrund des Fortschreitens der Krankheit, wie bei der Multiplen Sklerose, oder wenn das Ziel zu hoch gesteckt worden ist, wie es manchmal bei PatientInnen mit einem zerebrovaskulären Insult der Fall ist, müssen chronisch kranke Menschen oft ihre Ziele revidieren. Zu entscheiden, was das Leben sinnvoll macht, ist ein andauernder Prozess für die meisten chronisch Kranken.

Pflegepersonen müssen sich voll im Klaren sein, was dem Leben einer Person Sinn gibt, und sie müssen mithelfen, dass dies ermöglicht wird. Mehr noch, sie müssen sehr vorsichtig sein, um Aktivitäten in diese Richtung nicht zu stören, und sicherstellen, dass dies andere professionelle Helfer auch nicht tun.[12]

2.5 Von den ATL zum Management täglicher Probleme

Wenn einmal die Krankheit die Mobilität eines chronisch Kranken einschränkt, ist er oder sie mit der Aufgabe konfrontiert, das tägliche Leben zu managen.

Es ist tatsächlich so: die Beschränkungen durch die Krankheit *machen aus den Aktivitäten des täglichen Lebens tägliche Probleme,* wie es Toombs (1992), ein Psychologe, der an MS erkrankt ist, prägnant ausgedrückt hat. Was jeder von uns ohne Überlegung und mit wenig Energie durchführt, erfordert von einem Menschen mit chronischer Krankheit sorgfältige Problemlösung. Und manchmal sind die Probleme schwierig zu bewältigen.

Chronisch Kranke entwickeln spezifische Strategien, um ihre täglichen Probleme zu bewältigen und deren Einfluss zu begrenzen. Sie erkennen die Grenzen, die ihnen ihr kranker Körper auferlegt, und versuchen, mit der Situation fertig zu werden.

Ein wichtiger Aspekt des Managements der täglichen Aktivitäten ist das Wählen: das zu tun, was wichtiger ist, und das zu lassen oder anderen zu überlassen, was weniger wichtig ist. Timing ist ein anderer Aspekt dieses Managements: Dinge dann zu tun, wenn die Konsequenzen am wenigsten beschwerlich sind.

Unsere Interviewten sagen uns oder lassen uns verstehen, dass ihr Management manchmal von den Pflegenden, die sie versorgen, behindert oder unmöglich gemacht wird. Die Pflegenden erwarten von ihnen, dass sie tun, was sie können, aber sie selbst wollen ihre Energie bewahren für das, was ihnen wichtig ist. Von Pflegenden wird auch berichtet, dass sie dem Timing der Aktivitäten der PatientInnen zu wenig Beachtung schenken. Es ist sehr wichtig, zur Kenntnis zu nehmen, dass chronisch Kranke ihre Tätigkeiten nach der Bedeutung, die sie für sie haben, auswählen und ihre Wahl nicht nach den objektiven Konsequenzen der Tätigkeiten ausrichten. Jemand kann zum Beispiel eine Tätigkeit wählen, die ihn erschöpft. Die Folge ist, dass er oder sie zwei Tage lang sozusagen aus dem Gleichgewicht ist, aber diese Folge ist für den chronisch Kranken annehmbar. Es ist der Preis, den er zahlt, und das ist es ihm wert. Auch hier zeigen unsere Interviewten, dass Pflegepersonen sie oft nicht verstehen und es ihnen schwer machen, ihr eigenes Leben zu leben.[13]

2.6 Chronische Krankheit betrifft die ganze Familie

Aus unserer Forschung und der von anderen ForscherInnen geht klar hervor, dass die Pflege von chronisch Kranken nur dann wirksam sein kann, wenn sie aus der Perspektive der Familie geleistet wird.

Eine chronische Krankheit betrifft in der Tat die Familienmitglieder ebenso wie den chronisch Kranken selbst. Das trifft sicherlich dann zu, wenn Familienmitglieder als Pflegende tätig sind, aber auch dann, wenn sie nicht in die Pflege involviert sind. Die chronische Krankheit eines Familienmitglieds beeinflusst ganz wesentlich das eigene Leben.

Weil es zu weit führen würde, will ich das Thema hier nicht weiter behandeln, ich will nur sagen, dass den Familienmitgliedern in Pflegetheorien und in der Pflege weit mehr Platz eingeräumt werden muss, als es üblicherweise der Fall ist. Familienmitglieder sind viel mehr als ein Teil der Umgebung des Patienten. Die Bedeutung von chronischer Krankheit und die Art, wie der Patient damit umgeht, kann ohne den familiären Kontext nicht verstanden werden. Andererseits macht der Einfluss einer chronischen Krankheit auf die anderen Familienmitglieder es unbedingt notwendig, die Familienmitglieder eines chronisch Kranken als legitime Klienten der Pflegeperson anzusehen, ob sie nun ein dadurch bedingtes Pflegedefizit haben oder nicht.[14]

3. Der Auftrag der Pflege bei chronisch Kranken

Es ist unsere Überzeugung, dass die Hauptaufgabe der Pflegeperson bei der Pflege der chronisch Kranken darin besteht, dem Menschen zu helfen, sein Leben über die Krankheit hinauszuheben. Das bedeutet, dass das Leben eines chronisch Kranken im Zentrum der Aufmerksamkeit der Pflegeperson steht, und nicht seine Gesundheit, die

Krankheit oder die Folgen der Krankheit. Die primäre Aufgabe der Pflegeperson besteht darin, zu einem sinnvollen Leben beizutragen, dem Menschen mit einer chronischen Krankheit zu helfen, das Leben zu leben, das er zu leben wünscht. Das erfordert, dass er seiner Krankheit einen Raum in seinem Leben einräumen kann, aber nur einen begrenzten Raum. Es verlangt auch von der Pflegeperson, eine Position am Rande des Lebens des Patienten einzunehmen und nicht im Zentrum.[15]

3.1 Vier Aufgaben der Pflege

Den Kranken helfen, die existentielle Krise zu überwinden

An erster Stelle hat Pflege dem Kranken zu helfen, sich der existentiellen Krise zu stellen, die die chronische Krankheit mit sich bringt, nicht nur während der Zeit der Diagnose, sondern jedes Mal, wenn eine Verschlechterung der Krankheit ein neues Niveau erreicht oder die negativen Auswirkungen den Patienten mit bedeutsamen neuen Verlusten konfrontieren. Pflegepersonen müssen die Patienten darin unterstützen, sich mit ihren Verlusten auseinander zu setzen und ihrem Leben wieder Sinn zu geben. Da die Krankheit nicht stabil ist und sich die Bedingungen im Leben der Menschen verändern – Trennungen, Kinder, die das Elternhaus verlassen, Aufnahme in ein Pflegeheim usw. –, wird dies eine wiederkehrende Herausforderung für den Patienten sein und somit auch für die Pflegeperson.[16]

* * *

Die Pflegeperson muss ihre volle Aufmerksamkeit darauf richten, was die Krankheit für den Patienten bedeutet, und dem Patienten helfen, mit den Gefühlen umzugehen, die die Krankheit und die Folgeerscheinungen mit sich bringen. Absichtlich vermeiden wir die Terminologie, die sich auf Coping (und Stress) bezieht. Die Forschung anderer und unsere eigene zeigen tatsächlich klar, dass es hier um viel mehr geht als darum, mit dem Stress, den die Krankheit verursacht, fertig zu werden. Natürlich bringt die Krankheit Stress mit sich, und das Stress-Coping-Paradigma ist nützlich, um bestimmte Aspekte der Krankheitserfahrung zu betrachten, aber es ist viel mehr mit im Spiel.

Wie schon gesagt, bringt die Diagnose einer chronischen Krankheit eine existentielle Krise mit sich, und es zeigt sich, dass das Ausmaß, in dem der Patient eine Antwort auf diese existentielle Krise findet, die Qualität des Lebens in hohem Maße beeinflusst.

Bei der Bewältigung der Krankheit ist es von zentraler Bedeutung, dass man verstanden wird. In unserer Forschung und in der von anderen sagen Personen mit chronischer Krankheit: „Man kann nicht verstehen, was es bedeutet, wenn man es nicht selber erfahren hat." Diese Erfahrung macht klar, warum es so wichtig ist, „Peers" zu treffen. Ich vermute – bin jedoch nicht sicher – dass diese Aussage, nicht verstanden zu werden, mehr aus der überwältigenden Art der Erfahrung kommt als aus der tatsächlichen Erfahrung des Nichtverstanden-Werdens.

Für Personen mit chronischer Erkrankung ist es sehr hart, wenn von ihrem Leiden nicht Notiz genommen wird. Gleichzeitig wollen sie nicht als bemitleidenswert behandelt werden. Sie wehren sich heftig gegen die Herabsetzung, die bei bestimmten Formen von Mitleid mitschwingt. Pflegepersonen können einem chronisch Kranken gegenüber zum Ausdruck bringen, dass sie sein Leiden nicht ernst nehmen, wenn sie von ihm Anstrengungen verlangen, zu denen er sich selbst nicht imstande sieht. Pflegepersonen beleidigen oft Patienten schwer, wenn sie von ihnen Tätigkeiten fordern, die die Kranken ihrer Meinung nach nicht ausführen können. Andererseits sind die Patienten dankbar, wenn Pflegepersonen ihnen helfen, Unsicherheiten zu überwinden. *„Ich kann nicht"* bedeutet etwas ganz anderes als *„Ich fürchte mich vor"*.

Wenn Patienten beleidigt werden, weil Pflegende, Laien oder Professionelle, ihr Leiden nicht ernst nehmen, entstehen neue Leiden, Leiden, die den Prozess verzögern, mit der Krankheit fertig zu werden.[17]

Unterstützung beim Kampf des täglichen Lebens

Die zweite Aufgabe der Pflegeperson ist es, den Patienten zu unterstützen in seinem Kampf des täglichen Lebens. Denn das Leben der chronisch Kranken ist tatsächlich ein Kampf. Wie wir gesehen haben, können Tätigkeiten, die vorher keiner Überlegung oder Planung bedurft haben, sehr komplex werden. Patienten entwickeln aus der Erfahrung Kenntnisse über die beste Vorgangsweise und wehren sich manchmal dagegen, erprobte Methoden zu verändern, auch wenn eine solche Veränderung in den Augen der Professionellen günstig wäre.

Andererseits können Personen mit chronischer Krankheit sehr viel profitieren von den Ratschlägen der Pflegenden. Diese Ratschläge erfordern Kreativität von Seiten der Pflegenden. Einfache Lösungen für tägliche Probleme zu finden kann den Patienten und ihren Familien ungemein helfen. Unsere Interviews zeigen, dass unsere Patienten sehr dankbar sind für eine Beratung, die mit der nötigen Vorsicht gegeben wird. („Sie könnten" und nicht „Sie sollten").

Personen mit chronischer Krankheit zu helfen bedeutet, dass die Unterstützung im Alltag täglich angepasst werden sollte an die Bedürfnisse des Augenblicks. Einige chronische Zustände sind charakterisiert durch Instabilität oder Einschränkungen, die sie den Patienten auferlegen. An einem Tag können sie viel mehr machen als am nächsten, oder, wie im Fall der Parkinson Krankheit, ein Moment ist ganz anders als der nächste. Pflegeplanung, die keine tägliche Einschätzung der sich verändernden Bedürfnisse zulässt, kann den Bedürfnissen der Patienten und ihrer Familienmitglieder nicht gerecht werden. Chronisch Kranke zu pflegen verlangt ein hohes Maß an Flexibilität von Seiten der Pflegenden.[18]

* * *

Die Art wie Kranke ihr Leben und vor allem ihre Umwelt auf die Forderungen der Krankheit abstimmen, und das Ausmaß, in dem sie die Hindernisse, die durch die Krankheit entstehen, überwinden können, bestimmen, wie heftig und schwierig der Kampf des täglichen Lebens ist. Pflegepersonen können Kranken in diesem Kampf beistehen (Strauss et al., 1984). Aber dafür müssen sie erst erkennen, dass viele chronisch kranke Menschen auf diesem Gebiet nicht nur sehr viel Erfahrungswissen erworben haben, sondern dass einige sogar sachkundiger sind als die Pflegepersonen selbst. Für einige Pflegepersonen ist dies eine schwierige Aufgabe. Ziemlich viele Konflikte zwischen Kranken und Pflegepersonen sind die Folge davon. Die Pflegeperson erkennt oder anerkennt die Sachkenntnis des Kranken nicht. Sie sieht nicht, dass die Art, wie der Kranke die Dinge angeht, ebenso gut zu akzeptablen Resultaten führt wie das, was sie raten will, wie das, wozu sie den Kranken bringen will.

Wenn Pflegepersonen sich gut in die Situation des Kranken einfühlen und aus dieser Situation heraus Ratschläge geben, können sie manchmal einen sehr wertvollen Beitrag liefern. Oft kommt es auf die Erfindungsgabe an, schreiben Strauss et al. (1984). Bei sachkundigen Pflegepersonen handelt es sich hierbei wahrscheinlich um Kreativität, die auf Wissen beruht. Eine Pflegeperson kam zu einer schwer kranken Krebspatientin. Die Frau hatte starke Beschwerden durch eine Wunde, die nach der Operation nicht mehr verheilte. Aber das war – so die Frau – noch alles zu ertragen. Das Lästigste war das Essen. Sie hatte keinen Hunger und musste doch essen, so war ihre Überzeugung. Aber das konnte sie nicht. Die Pflegeperson schlug der Patientin die Verwendung einer Art von Milch als Nahrungsersatz vor. So konnte sie auf eine für sie angenehme Art alle Nahrungsstoffe zu sich nehmen, die sie benötigte. Essen war dann nicht mehr wirklich nötig, sie konnte, wenn sie wollte. Die Patientin folgte dem Ratschlag, was für sie eine große Erleichterung bedeutete.

Kranke und Familienmitglieder können in ihrem Kampf, das tägliche Leben zu meistern, durch Pflegepersonen auch behindert werden. In der Hauskrankenpflege scheinen vor allem drei Gründe dafür verantwortlich zu sein: das Zeitschema, das durch die rationelle Dienstleistung bestimmt wird und nicht durch die Bedürfnisse des Klienten, das routinemäßige Durchführen von geplanten Pflegehandlungen und das ständige Wechseln der professionellen Helfer.

Der Zeitpunkt, zu dem ein Kranker Pflege erhält, wird meistens im Hinblick auf rationelles Arbeiten in der Organisation bestimmt. An erster Stelle steht, dass die diplomierte Gesundheits- und Krankenpflegerin oder die Pflegehelferin die Arbeit schnell durchführen kann. Es ist keine Zeit vorhanden, um öfter zu ihm zu fahren, und sicher nicht um zu warten. Dadurch kann das Versorgungsschema der professionellen Hilfe den Bedürfnissen des Kranken entgegengesetzt sein. Der Kranke kann z. B. gemeinsam mit der Nachbarin Einkäufe erledigen. Aber wenn er auf eine diplomierte Gesundheits- und Krankenpflegerin oder Pflegehelferin warten muss, wird es für die Nachbarin zu spät. Und weil die Pflegeperson nicht zu einer bestimmten Zeit kommt, weil sie keine feste Zusage über einen Zeitpunkt machen kann, wird das Planen für den Kranken (und die Nachbarin) sehr schwierig.

Auch das routinemäßige Ausführen des Pflegeplans macht den Kampf im täglichen Leben manchmal unnötig schwer. Bei der Aufnahme wurden z. B. Vereinbarungen über die Pflege, die der Kranke erhalten soll, getroffen. Der Kranke hat die Vorschläge akzeptiert. Die Pflege wird wie geplant durchgeführt. Aber der Zustand des Kranken ändert sich oft. Wenn er in der Nacht durch starken Husten wenig geschlafen hat, kostet es viel mehr Mühe selbst etwas zu tun, was er an anderen Tagen noch einigermaßen gut konnte. Aber mit der Pflegeperson ist ein bestimmtes Niveau der Selbstfürsorge vereinbart, woran die Pflegeperson glaubt sich halten zu müssen. Nach einer derart schlaflosen Nacht sehnt sich der Kranke sehr nach einem Bad. Aber ein Bad ist für Mittwoch vereinbart, und wenn er am Donnerstag nicht geschlafen hat, muss er daher noch eine Woche warten.

Die wechselnden professionellen Helfer machen es dem chronisch Kranken ebenfalls schwerer als nötig (Pool, 1995). Vereinbarungen sind schwieriger zu treffen und werden dann nur zum Teil eingehalten. Für einen Kranken ist es z. B. von großer Bedeutung, dass alle Dinge auf einem gewohnten Platz liegen, da sich die Suche nach ihnen schwierig gestaltet. Aber wenn andere ihm beim Waschen geholfen haben, befinden sich die Seife und das Handtuch manchmal nicht dort, wo sie sein sollten. Es kostet ihn sehr viel Mühe, alles wieder auf seinen ursprünglichen Platz zu legen. Manchmal ist es auch die Schuld des Kranken, dass es nicht funktioniert: Er hat nicht deutlich genug erklärt, wie es gehört. Aber er muss es ja auch so oft erklären.[19]

Unterstützung beim Management des therapeutischen Regimes

Eine weitere wichtige Aufgabe ist es, den Patienten bei seinem therapeutischen Regime zu unterstützen. Wir gebrauchen heute eher den Begriff Selbstmanagement als Compliance. Das bringt den Gedanken zum Ausdruck, dass die Verschreibungen der Medikamente und noch mehr die Vorschriften zur Lebensführung nicht einfach angenommen oder weggelassen werden können, sondern dass der Patient sie so anpassen kann und sollte, dass sie in sein Leben hineinpassen. Der Patient wird als die Person gesehen, die die Entscheidungen darüber trifft, wie das Management seines oder ihres therapeutischen Regimes aussehen soll, und das ist wirklich so, wie unsere Forschung über chronische Krankheit zeigt. Allerdings treffen die Patienten nicht immer die Entscheidungen, die zu ihrem größten Vorteil sind. Ursachen der Diskrepanz zwischen dem, was der Patient erreichen will, und dem, wohin er/sie mit seinem/ihrem Selbstmanagement kommt, liegen im Mangel an Wissen und Mangel an Fähigkeiten. Dabei können Umwelt- und finanzielle Faktoren die größten Hindernisse sein. Wir haben eine Patientin mit Diabetes interviewt, die in den letzten vier Tagen nur Brot gegessen hatte – das war das einzige, was sie bezahlen konnte, denn es war schon Monatsende. Manchmal ist das Management inadäquat, weil die Patienten psychisch nicht in der Lage sind, die Entscheidungen zu treffen, die sie dorthin bringen könnten, wohin sie kommen wollen. Es fehlt ihnen an Kraft und psychischem Freiraum, Entscheidungen für die Zukunft zu treffen, denn sie leiden unter zuviel Frustrationen in der Gegenwart.

Pflegepersonen sollten den Patienten helfen, das gewünschte Selbstmanagement zu erreichen. Das wird oft verlangen, Probleme anzusprechen, die außerhalb des üblichen Aufgabengebiets der Pflegperson liegen. Die Pflegende kann den Patienten an andere Dienste verweisen, oder sie wird die bestmögliche Hilfe anbieten, die sie geben kann, wenn letzteres nicht möglich ist.[20]

Hilfe bei der Organisation der Pflege

Die letzte Aufgabe besteht darin, dem Patienten bei der Organisation der täglichen Pflege zu helfen. Besonders wenn eine Person mit chronischer Krankheit auf eine 24 Stunden-Pflege angewiesen ist, erscheint dieses Management als eine enorme Aufgabe.

Aus unserer Forschung lässt sich folgern, dass die Person mit einer chronischen Krankheit oder die pflegenden Angehörigen diejenigen sein sollten, die die Pflege koordinieren. Nur unter dieser Bedingung kann die Pflege den Bedürfnissen des Patienten und seiner Familie angepasst sein.

Die Situation des Gepflegt-Werdens wird von verschiedenen Personen unterschiedlich erlebt, aber im Grunde genommen werden alle es als Eindringen in ihren Privatbereich erleben. Die Pflege so zu gestalten, dass sie genügend Raum lässt für Privatheit und Selbstachtung, ist eine wichtige Aufgabe für den Patienten und/oder seine Familie. Wenn Professionelle diese Aufgabe übernehmen, ist es wahrscheinlich, dass die Pflege stärker als ein Eindringen erlebt wird.

Case Management beinhaltet die Gefahr, dass die Kontrolle eines Patienten und seiner Familie geringer wird, besonders wenn der Case Manager vom Krankenhaus bezahlt wird und den Krankenkassen über die Pflege, die bei chronisch Kranken durchgeführt wird, berichten muss. Spitalsbetten müssen geleert, Krankenhausaufenthalte gekürzt oder leere Betten gefüllt werden usw.

Professionelle Helfer müssen ihre Interventionen auf die Bedürfnisse der Personen mit chronischer Krankheit abstimmen. Das bedeutet, dass sie fragen sollten, was diese wünschen und wie sie es wünschen, und nicht mit dem beginnen, was sie anzubieten haben. Sicher ist das in unserem geschäftigen Gesundheitswesen nicht einfach, aber es ist deshalb nicht weniger wichtig.

Professionelle Helfer müssen den Tagesplan des Patienten berücksichtigen, und nicht umgekehrt. Eine Pflegeperson, die wir interviewten, verstand nicht, dass es den chronisch kranken Patienten etwas ausmachte, wann sie kam. In ihren Augen sind die chronisch Kranken zu Hause und stehen daher immer zur Verfügung. Unangekündigte oder unklar vereinbarte Besuche sind nachteilig für die Privatheit einer Person mit chronischer Krankheit und deren Familie. Sie erzeugen das Gefühl, dass man immer bereit sein muss für Fremde. Die Wohnung muss darauf vorbereitet sein, sie zu empfangen. Man muss ordentlich angezogen sein und man kann nicht mit Dingen beschäftigt sein, bei denen man nicht gesehen werden will. Das Eindringen in die Privatsphäre ist ein Grund für chronisch Kranke, sich für professionelle Pflege erst spät zu entscheiden. Pflegepersonen sollten sich dessen bewusst sein.

Wenn sich Professionelle der Komplexität des Lebens mit chronischer Krankheit bewusst sind, dann werden sie größere Flexibilität zeigen. Vereinbarte Termine zu verschieben, z. B. für den Besuch bei einem Freund oder um mit dem Nachbar auf den Markt zu gehen, ist ein schreckliches Unterfangen.[21]

3.2 Die Beziehung zwischen Pflegepersonen und chronisch Kranken

Der Beziehung zwischen Pflegeperson und chronisch Krankem wird – zurecht – viel Beachtung geschenkt. Der langanhaltende Charakter der chronischen Krankheit und die Nähe, die die unmittelbare Folge der körperlichen Versorgung ist, haben dies auch beinahe selbstverständlich zur Folge.

Beinahe stereotyp wird davon ausgegangen, dass die Beziehung zwischen chronisch Krankem und Pflegeperson eine Vertrauensbeziehung sein muss. Die Studenten lernen auch in der Ausbildung, darauf großen Wert zu legen.

In Untersuchungen zeigt sich, dass Pflegepersonen in der Praxis ebenfalls sehr viel Wert auf eine Vertrauensbeziehung legen und sehr viel Energie dafür aufwenden (Clark et al., 1992; Pool 1995). Aber problemlos ist so eine Beziehung für sie nicht.

In der Untersuchung von Pool (1995) zeigt sich, dass die Vertrauensbeziehung von der Pflegeperson ambivalent erlebt und gelebt wird. Einerseits wird eine Vertrauensbeziehung als eine Bedingung für gute Pflege angesehen, andererseits schränkt eine Vertrauensbeziehung die Möglichkeit ein, „Forderungen“ des Kranken abzuwehren: die Pflegeperson befürchtet, die von ihr als unberechtigt angesehenen Ansprüche des Kranken nicht abweisen zu können. Die Pflegepersonen wenden daher auch Strategien an, wie z. B. „den Kranken teilen“, um zu vermeiden, in eine Konfrontation mit dem Kranken zu geraten und so die Vertrauensbeziehung in Gefahr zu bringen. Lieber meiden sie den Kranken, flüchten vor ihm. Von ihrer Seite aus besteht die Vertrauensbeziehung nicht mehr wirklich. Mit dem Kranken wird wahrscheinlich eine „mutual pretence"-Beziehung (vgl. Glaser et al., 1964) gepflegt, wobei beide Parteien einen Schein aufrecht erhalten, von dem beide wissen, dass er falsch ist.

Viele Pflegepersonen scheinen auch Schwierigkeiten damit zu haben, eine Vertrauensbeziehung von einer persönlichen Beziehung zu unterscheiden.

Kennzeichen einer positiven Beziehung

Aus der internationalen Literatur ist einiges bekannt über das, was die Kranken als eine positive Beziehung erfahren, und über Faktoren, die der Pflegeperson helfen, zu solchen Beziehungen zu gelangen.

Die PatientInnen kennen

Aus der Perspektive der Pflegeperson spielt „den Patienten kennen" (knowing the patient) eine wichtige Rolle (Tanner et al. 1993; Radwin, 1995). Den Patienten kennen, bedeutet an erster Stelle das Gefühl zu haben, die Reaktionen des Patienten interpretieren zu können, aus Ereignissen und vor allem aus Äußerungen mehr entnehmen zu können als das, was geschehen ist oder gesagt wird. Die Pflegeperson, die den Patienten kennt, kann die Reaktion des Patienten auf eine Weise interpretieren, die – wie sich später erweist – mit der Wirklichkeit in Übereinstimmung steht. Sie weiß z. B., wenn der Patient fragt, ob sie im Stress ist, dass er dringend etwas braucht. Wenn der Patient zögert, wenn sie ihn ersucht, etwas zu tun, nimmt sie es wahr. Sie sieht, dass sich der Patient heute mehr Sorgen macht als gestern, noch ehe er etwas gesagt hat. Die Erfahrung der Pflegepersonen ist, dass dieses „Kennen des Patienten" nicht nur den psychosozialen Aspekten, sondern auch den technischen Aspekten der Pflege zugute kommt (Tanner et al., 1993). Die Beobachtung von Zeichen und Symptomen geschieht ihnen zufolge viel genauer. Als eine Pflegeperson eine Patientin pflegte, die verbal nicht kommunizieren konnte, merkte sie an der Haltung, in der die Patientin lag, dass sie Schmerzen hatte. Als ein EKG gemacht wurde, zeigte sich, dass die Patientin einen kleinen Herzinfarkt erlitten hatte.

Den Patienten kennen, bedeutet auch mehr über den Patienten zu wissen als das, was mit seiner Krankheit zu tun hat. Es bedeutet den Patienten als Person zu kennen, zu wissen, wer er ist, was er wichtig findet, wie er auf seine Situation reagiert. Es bedeutet zu wissen, was nötig ist, um mit dem Patienten eine bedeutungsvolle Beziehung eingehen zu können, wie dies von Kunneman (1994) beschrieben wurde. Es bedeutet zu wissen, wie seine Aussagen und seine Geschichten über sein Kranksein, über seine Familie, über seine Arbeit einzuordnen sind. Aus der Untersuchung von Radwin (1995) erkennt man, dass die Kenntnis über den Patienten wichtig ist, um die Pflege individualisieren zu können. Erfahrene Pflegepersonen wenden verschiedene Strategien beim Planen der Pflege an, je nachdem wie gut oder weniger gut sie den Patienten kennen.

Die Pflegeperson lernt den Patienten wahrscheinlich durch die Interaktionen kennen, die von Morse und Bottorff (Bottorff et al. 1994, Bottorff et al. 1995) als „doing more-interactions" beschrieben wurden. Diese Interaktionen sind gekennzeichnet durch ein intensives Engagement für Patienten. Die Pflegeperson ist für den Patienten da. Sie ist aktiv mit dem Patienten beschäftigt. Sie hört aufmerksam zu und reagiert sensibel, auch auf verborgene Signale des Patienten.

Vertrauen

Vertrauen in die Pflegepersonen bekommen Patienten, wenn diese mehr tun als genau genommen von ihnen erwartet werden darf, wenn sie den scheinbar kleinen Dingen Beachtung schenken, die für den Kranken jedoch viel Unterschied ausmachen können. Fosbinder (1994) nennt das „Going the extra mile". Die vertrauenerweckende Pflegeperson tut, was man genau genommen nicht von ihr erwarten darf. Sie leistet mehr, als ein Vertrag über die pflegerische Versorgung beinhalten würde. Sie schließt z. B. ungefragt die Vorhänge, wenn einem bettlägerigen Patienten die Sonne in die Augen scheint; sie holt frisches Wasser an einem warmen Sommertag, obwohl es eigentlich laut Zeitplan nicht vorgesehen ist. Eine Frau, die nach einem Unfall einen Sohn verloren hat, erzählt, wie sie abends ruhig nach Hause gehen konnte, als der Sohn auf der Intensivstation aufgenommen wurde. Sie hatte gesehen, dass die Pflegeperson ihrem Sohn, der im Koma lag, Socken anzog. Eine Pflegeperson, die in der hochtechnologischen Umgebung, die die Intensivstation darstellt, daran denkt, dass jemand kalte Füße haben könnte, so jemandem konnte sie ruhig ihren Sohn anvertrauen. Sie wusste ja, dass es ihm an nichts fehlen würde. Selbst Monate nach dem Tod ihres Sohnes ist dieses Verhalten der Pflegeperson für sie noch ein tröstender Gedanke (Pelletier, 1993).

Für das Vertrauen des Patienten ist die technische Fähigkeit der Pflegeperson eine Voraussetzung (Nash Huggins et al., 1993; Beeckerman et al., 1995). Diese Fähigkeit ist eine Voraussetzung für Vertrauen, aber sie allein ist dafür nicht ausreichend.

Kirk (1992) hat, aufgrund von Interviews mit ins Krankenhaus aufgenommenen Rheumapatienten, drei Formen von Vertrauen unterschieden. „Assurance" ist das Vertrauen, dass getan wird, was nötig ist. Um diese Art von Vertrauen zu wecken, spielt die Ausbildung eine Rolle, aber auch die sichtbare Zuwendung. „Trust" ist Vertrauen in die intime persönliche Pflege. Trust bedeutet, damit rechnen zu können, dass die Pflegepersonen tun, was nötig ist, ohne dass darum ersucht wird. „Reassurance" heißt Vertrauen wecken in einen guten Ablauf, die Angst vermindern, die die Situationen, z. B. eine Untersuchung oder Behandlung, hervorrufen; den Kranken dazu befähigen, adäquat zu reagieren, und ihm das dazu nötige Selbstvertrauen geben.

Fürsorglich beim Kranken anwesend zu sein, scheint aus der Erfahrung des Patienten große Bedeutung zu haben. Mehr tun als gefragt wird. Die Nöte des Kranken antizipieren. Wer keine Pflegepersonen trifft, die das tun, kommt im Krankenhaus zu kurz. Wenn man alle Ergebnisse der Untersuchung über die Beziehung zwischen Pflegeperson und Patient betrachtet, scheint es, dass der Mangel an Pflege von den Patienten mehr gefürchtet wird als bemutterndes Eingreifen der Pflegepersonen. Der Ablauf einer Krankenhausaufnahme wirkt sich nachteilig auf den Kranken aus. Akut aufgenommene Patienten beschreiben ihre Erfahrung des Krankenhausaufenthaltes als Warten (De Graeve, 1992, s. auch Alleyne et al., 1994; Morse, 1996). Warten bis etwas geschieht, bis etwas getan werden muss, bis jemand kommt. Warten auf eine Unterbrechung des Wartens. Aber wenn die Unterbrechung kommt, geht dies so schnell, dass der Patient nicht adäquat darauf reagieren kann. Ehe sich der Patient im Klaren ist, was geschieht, ist die Pflegeperson oder der Arzt schon wieder weg, und dem Patienten bleibt nichts anderes übrig, als sich wieder dem Warten auf eine Unterbrechung des Wartens auszuliefern (De Graeve, 1992). Die Eile, die der Patient sowohl bei den Ärzten als auch bei den Pflegepersonen feststellt, bringt ihn dazu, sehr bescheiden bei seinen Fragen zu sein. Patienten wollen nicht etwas für sich fordern, was andere Patienten mehr benötigen als sie, und sie wollen vor allem nicht den Eindruck erwecken, dass sie das tun (De Graeve, 1992). Dadurch machen sie sich abhängig von der Initiative des medizinischen Personals. Geht dieses nicht auf ihre Nöte ein, dann erleidet die Krankenversorgung Mängel. Aber wahrscheinlich wird dies nicht in Zufriedenheitsbeurteilungen zum Ausdruck kommen. Es geht immerhin um das "doing more (than you are entitled to)", "going the extra mile". Wenn das getan wird, stimmt es die Kranken zufrieden, man muss sich glücklich preisen; aber wenn es einem nicht zuteil wird, erhält das medizinische Personal doch noch ein Genügend. Man darf es ja immerhin nicht erwarten.

Die Autonomie des Kranken wahren

Die Wahrung der Autonomie ist für den chronisch Kranken von großer Bedeutung (s. Pool, 1995). Chronisch Kranke wenden dabei verschiedene Strategien an (Pool, 1995). Diese Strategien sind nötig, um der Bedrohung des Selbstbildes, die durch den Verlauf der Krankheit oder durch ihre Behandlung verursacht wird, die Stirn zu bieten. Aber die Autonomie des Patienten wird auch iatrogen bedroht. Der Paternalismus der Gesundheitsberufe ist die deutlichste Ursache dafür. In einer paternalistischen Haltung geht das medizinische Personal (Ärzte und Pflegepersonal) davon aus, dass sie wissen, was für den Patienten gut ist. Immerhin, sie kennen die Merkmale und Symptome der Krankheit des Patienten. Sie können den Einfluss einschätzen oder bestimmen, den die Krankheit auf das „Funktionieren" des Patienten hat oder haben kann. Daraus folgt, beinahe logisch, was gut ist. Vom Patienten wird eine angemessene Haltung erwartet. Und die ist: tun, was von ihm gefordert wird (Manschot, 1992; Pool, 1995). Ausgangspunkt dieser paternalistischen Ansicht ist, dass Gesundheit ein hohes und absolutes Gut ist. Was gut für die Gesundheit ist, wird getan, oder es gehört jedenfalls getan. Wer vernünftig ist, diskutiert darüber nicht, sicher nicht, wenn die Qualität dessen, was getan werden muss, wissenschaftlich bewiesen ist.

Viele sind jedoch der Meinung, dass Gesundheit ein relatives Gut ist, und dass nur die Individuen selbst bestimmen können, wieviel und was ihnen ihre Gesundheit wert ist. Dass dabei die Möglichkeit der Menschen, in aller Angemessenheit Entscheidungen zu treffen, manchmal gewaltig überschätzt wird, lassen wir hier außer Diskussion. Um vorzubeugen, dass der Patient eine Betreuung erhält, die er nicht wünscht, verleiht man dem Pflege- und Behandlungsprozess einen vertraglichen Charakter. Der Patient bittet um Hilfe bei den Problemen, die er wichtig genug findet, um etwas daran zu ändern. Mit den betreuenden Organisationen verhandelt er über die Art der Betreuung und den Anteil eines jeden (des Patienten, der Angehörigenpflege, der professionellen Pflege). Dann hält sich jeder an die Abmachungen. Und wenn das nicht geschieht, kann er von den anderen Parteien darauf angesprochen werden.

Ein derartiger Rahmen bietet nur dann eine Gewähr für die Autonomie des Patienten, wenn dieser in den Absprachen auch eine gleichwertige Stimme erhält. De facto hat er die nicht. Immerhin ist er von den professionellen Helfern abhängig und sie nicht von ihm. Wenn sie sich weigern, seine Forderungen anzunehmen, steht er an. Umgekehrt trifft das nicht zu. Oft drücken Termini wie „abgesprochen" und „vereinbart" in Pflegeplänen nicht das Resultat eines gleichberechtigten Dialogs aus, sondern sind Ausdruck einer Situation, in der sich der Patient oder seine Familie notgedrungen den Regeln gefügt haben, die von den betreuenden Organisationen aufgestellt wurden. Wichtiger noch ist, dass dieser Rahmen die personenbezogene Pflege, über die wir hier gesprochen haben, unmöglich macht oder jedenfalls stark erschwert. In diesem Beziehungsvertrag ist wenig Platz für „going the extra mile of doing more" (vgl. Kunneman, 1994). Was getan werden muss, ist festgelegt, und für das reibungslose Funktionieren des Vertrages ist es auch wesentlich, sich daran zu halten.

Pflege, die Autonomie respektiert

Chronisch Kranke und ihre Pflegepersonen brauchen ein Interaktionsmodell, das die Autonomie des Patienten respektiert und die Möglichkeit einer fürsorglichen Anwesenheit nicht einschränkt. Aus einer erlebnisorientierten Perspektive ist so ein Modell sowohl in der Theorie als auch in der Praxis zu entwickeln. Ausgangspunkt ist, wie der Kranke seine Situation erlebt: sein Leben, seine Krankheit, und die Stellung, die die Krankheit in seinem Leben einnimmt. Das schließt ein, was es für den Patienten bedeutet, Hilfe in Anspruch zu nehmen und nehmen zu müssen, wie wichtig er es findet, selbst zu entscheiden, und wie unabhängig er sich verhalten möchte. Die Pflegeperson versucht vom Erleben des Patienten ein möglichst gutes Bild zu bekommen. Sie versucht zu verstehen, wie der Kranke seine

Situation erlebt und welche Bedeutung er dieser verleiht. Aus diesem Begreifen der Sichtweise des Kranken – ein Begreifen, das durch neue Interaktionen dauernd vertieft und korrigiert wird – soll die Pflegeperson handeln. Wenn sie die Situation aus der Perspektive des Kranken betrachtet, dann sieht sie, welche Hindernisse dem Patienten im Weg stehen, um so leben zu können, wie er will. Sie kann deren relative Bedeutung einschätzen. Auch durch ihr professionelles Wissen kann sie beurteilen, ob die Hindernisse groß oder klein sind, und ob ihre Beseitigung große oder weniger große Verbesserungen bewirkt. Durch das Verständnis der Situation des Kranken kann sie einschätzen, ob die Anstrengungen, die der Patient dafür aufbringen muss, oder was er dafür leisten muss, schwer wiegt oder leicht zu erbringen ist. Aus dieser Einschätzung heraus kann sie dem Kranken Vorschläge machen: ob er zustimmt, dass etwas gemacht wird; ob er wünscht, dass Schritte unternommen werden. Wenn sie denkt, dass es dem Patienten schwer fällt, die Aufgaben und Aufträge selbst auszuführen, bietet sie Hilfe an: „Ist es gut, dass ich es mache?" Manchmal fragt sie den Patienten, ob er das Problem lieber ohne Hilfe löst oder ob ihm dabei geholfen werden soll.

Dieser dauernde Dialog zwischen Krankem und Pflegeperson lässt zu, dass Pflege gegeben wird, wenn nicht explizit darum gefragt wird, ohne dass die Autonomie des Patienten eingeschränkt wird. Voraussetzung dafür ist jedoch, dass eine Beziehung aufgebaut wurde, in der der Kranke ungehindert und ohne Zögern sagen kann, was er denkt, ohne Konsequenzen für sich und die Pflegeperson fürchten zu müssen, ohne dass er davor zurückschreckt, die Pflegeperson zu kränken, wenn er ihre Hilfe ablehnt. Diese Art von Auftreten setzt voraus, dass eine Vertrauensbeziehung vorhanden ist, in der beide Parteien davon überzeugt sind, dass sie – wenn nötig – Einfluss auf die Situation in die gewünschte Richtung ausüben können.

Das Modell des kontinuierlichen Dialogs nimmt Bezug auf das, was an konkreten Problemen angegangen werden muss. Man kann es nicht wirklich umlegen auf andere Formen von Leidensminderung.

Die Pflegeperson kann den Kranken sehr wohl fragen, ob er Schmerzmedikamente will. Aber die Pflegeperson kann nicht fragen, ob er ihre Aufmerksamkeit haben möchte; ob er will, dass sie ihm zuhört; ob er es gut findet, dass sie ihm nach einer aufwendigen Pflegehandlung eine Tasse Kaffee anbietet als Belohnung für die Anstrengung, die er unternehmen musste. Mit dem Kranken darüber zu sprechen, würde die Bedeutung dieser Interaktion zunichte machen. Diese Bedeutung liegt immerhin in der Erfahrung echter Menschlichkeit, die verloren zu gehen droht, wenn darüber auf Meta-Niveau ein Gespräch geführt wird. Erfahrene Pflegepersonen werden jedoch auch hierbei die Kontrolle dem Kranken überlassen. Wenn sie, ungefragt, Pflegehandlungen ausüben, werden sie sorgfältig die Reaktion des Patienten im Auge behalten. Wenn sich zeigt, dass er diese Pflegehandlung nicht will, werden sie auf das Signal reagieren. Dadurch wird der Patient erfahren, dass er letztendlich die Kontrolle behält.

Aus der am Erleben orientierten Perspektive wird die Pflegeperson mehr Pflege anbieten, als vom Kranken gefordert wird. Es wird mehr gemacht als das, was mit einem Kranken, der sich autonom verhält, verhandelt wurde. Das wird die Autonomie des Kranken nicht verletzen, weil die Pflege aus der Perspektive des Kranken angeboten wird und die Pflegeperson dafür sorgen wird, dass der Kranke die Kontrolle behält. Bei manchen chronisch Kranken wird, in Übereinstimmung mit dem Erleben, diese Pflege sich konkret dadurch zeigen, dass man nichts tut, was nicht mit dem Patienten vereinbart wurde. So wird dann dafür gesorgt, dass das Verlangen des Patienten, soviel wie möglich ohne Hilfe durch das Leben zu gehen, voll respektiert wird.

Die Pflegepersonen haben den Auftrag, das Leben mit einer chronischen Krankheit zu erleichtern. Sie haben den Auftrag, das Leben über die Krankheit hinauszuheben. Dafür zu sorgen, dass die Krankheit nicht mehr Raum einnimmt, als unbedingt notwendig ist, sodass mehr Raum für das Leben bleibt.

Diese Betrachtungsweise der Aufgabe der Pflegeperson macht somatische Pflege nicht sekundär. Das Verhindern von Komplikationen wie Dekubitus, das Beitragen zur Effektivität der Behandlung und vor allem zur Symptomkontrolle, z. B. durch Anleitung zur Aerosoltherapie bei Patienten mit chronischer unspezifischer Lungenerkrankung, durch adäquate Schmerztherapie bei Krebspatienten, durch Unterstützung von chronisch Kranken bei der adäquaten Reaktion in Krisensituationen, sind essentiell, wenn es darum geht, den Einfluss der Krankheit einzuschränken. Aber es kann und muss mehr getan werden. Dem chronisch Kranken zu helfen, seine Krankheit so in sein Leben zu integrieren, dass er weniger dadurch behindert wird, und die Pflege so anzubieten, dass sie zum Wohlbefinden beiträgt und keine Quelle des Ärgers wird, ist ebenso nötig, um das Leben über die Krankheit hinauszuheben. Und vor allem: dem chronisch Kranken die Gelegenheit zu geben, zu sehen, was seinem Leben Sinn und Bedeutung gibt, und ihn dabei zu unterstützen.[22]

* * *

Autonomie ist ein Schlüsselkonzept im Hinblick auf die Beziehung zwischen dem Patienten und der Pflegeperson. Autonomie ist aber nicht ein Konzept, das eine klare Bedeutung hat. Es sollte nicht leichtfertig gebraucht werden und seine Verwendung in der Pflege muss gründlich überlegt werden. Es hat unterschiedliche Bedeutungen in verschiedenen Disziplinen (Pool, 1995) wie der Psychologie, Ethik und Philosophie.

In der Pflege kann es sinnvoll sein, zwischen Autonomie als einem charakteristischen Merkmal einer Person zu unterscheiden, und Autonomie als einem transaktionalen Konzept, wo es eine Beziehung charakterisiert.

Autonomie als ein charakteristisches Merkmal einer Person ist eng verknüpft mit der Identität einer Person. Es reflektiert das Ausmaß, in dem eine Person ein positives und realistisches Selbstbild aufrechterhalten und akzeptieren kann inmitten der Vorkommnisse in ihrem Leben und den Veränderungen in ihrer Umgebung. Die Autonomie erlaubt der Person, selbstgesteuert zu sein, eine eigene Wahl zu treffen einschließlich der Entscheidung, die Wahl anderen zu überlassen, zu entscheiden, wann sie tut, was sie will, und wann die Überlegungen anderer Vorrang vor ihren eigenen Präferenzen haben sollen. Das erlaubt einer Person, einem Druck zu widerstehen und zu entscheiden, wann sie ihm nachgibt. Pool hat Autonomie definiert als „die Fähigkeit, seine eigene Sicht von seiner Situation, vom eigenen Körper und seinem Selbst zu bewahren und entsprechend zu handeln." (Pool, 2002, S.44)

Autonomie zu respektieren bedeutet, dem anderen die Möglichkeit zu lassen, dem Druck der Situation zu widerstehen, in einer bestimmten Art zu handeln oder zu denken. Autonomie zu respektieren bedeutet nicht, die Entscheidung dem Patienten zu überlassen. Es bedeutet, einer Person zu helfen, eine Entscheidung zu treffen, die sie als befriedigend betrachtet. Forschung hat gezeigt, dass nicht alle Patienten ihre eigene Entscheidung treffen wollen, und dass sie nicht wünschen, ihre Entscheidung unter allen Umständen zu treffen.

Sicher sind nicht alle Personen mit chronischer Krankheit autonome Menschen. Manche von ihnen haben nie wichtige Entscheidungen getroffen, sie haben immer nach der Führung anderer geschaut und sind immer unter dem Urteil anderer gesegelt. Sie sollten nicht gezwungen werden, ihr Leben zu ändern, weil sie chronisch krank geworden sind. Empowerment ist ein sehr interessantes Konzept für Personen mit chronischer Krankheit, aber für manche von ihnen kann es eine richtige Bedrohung sein. Dogmatisches Insistieren auf Selbstsicherheit und Machtausübung sollte die Last einer chronischen Krankheit nicht schwerer machen, als sie ist.

Das Leben einer Person mit einer chronischen Krankheit ist nicht nur durch Unsicherheit charakterisiert, sondern auch durch Situationen von Machtlosigkeit. Manchmal können unerwünschte Situationen nicht verändert werden, Leiden kann nicht weggenommen und oft nur teilweise gelindert werden. Unsere Forschung unterstützt die These, dass eine Beziehung, in der die Pflegeperson es akzeptiert, dem chronisch kranken Menschen ein Begleiter auf seinem Lebensweg zu sein, für viele chronisch Kranke eine sehr hilfreiche Beziehung sein kann.

Wenn die Situation nicht verändert oder gebessert werden kann, bringt diese Begleitung Trost und erleichtert das Gefühl der Einsamkeit. Geteilte Machtlosigkeit ist oft leichter zu ertragen. Unerträgliches Leid kann erträglich werden durch diese Begleitung. Bei der Pflege von Sterbenden haben wir gesehen, wie diese Begleitung sowohl von Pflegepersonen als auch von Patienten und deren Familien beschrieben wurde (Cannaerts et al., 2000, 2004). Begleitung setzt Anwesenheit voraus, Anwesenheit ohne zu fliehen. Personen im terminalen Stadium der Erkrankung, die wir interviewten, waren sehr getröstet durch die Sicherheit, dass ihre professionell Pflegenden bei ihnen bleiben würden, selbst wenn die Situation sehr schwer werden sollte, selbst wenn sie den Schmerz oder das Leid nicht erleichtern könnten. Begleitung setzt auch eine zurückhaltende Position voraus. Nicht im Vordergrund zu stehen, sondern an der Seite des Patienten zu gehen. Es überlässt die Kontrolle über das Leben dem Patienten. Eine Begleitung verlangt, dass man wachsam ist, dass das professionelle Wissen der Nähe zum Patienten nicht im Wege steht.[23]

3. 3 Begleitung im Verlauf der Krankheit – die „trajectory nurse"

Gesundheitsversorgung wird noch immer sehr stark als eine episodenhafte Tätigkeit betrachtet, die jemand an einem bestimmten Punkt seines oder ihres Lebens braucht. Danach werden die Dinge wieder normal und das Gesundheitswesen arbeitet weiter mit anderen Patienten.

Für den chronisch Kranken liegen die Dinge anders. Wenn einmal bei jemandem eine chronische Krankheit diagnostiziert wurde, wird er lebenslang zum Klienten des Gesundheitswesens. Es gibt Zeiten, in denen diese Personen weniger Pflege brauchen, und dann gibt es Zeiten, wo sie mehr brauchen. Aber der Arzt oder andere Professionelle sind niemals weit weg. Im deutlichen Kontrast zu den akut Kranken müssen chronisch kranke Personen ihr Leben trotz ihrer Krankheit fortsetzen. Das Leben wird nicht in Klammern gesetzt, wie es bei den meisten akuten Krankheiten der Fall ist.

Das verändert die Beziehung zwischen dem täglichen Leben und der Krankheit. Krankheit durchdringt das tägliche Leben und viele chronisch Kranke streben danach, den Einfluss der Krankheit auf das tägliche Leben zu begrenzen. Wie schon gesagt wurde, für viele ist das tägliche Leben ein Kampf, aber viele Personen mit chronischer Krankheit managen es sehr gut. Sie sehen sich selbst nicht als krank, außer in akuten Phasen. „Letzte Woche war ich krank", könnte ein Patient mit Diabetes oder einer chronisch obstruktiven Atemwegserkrankung sagen. Für viele Patienten mit fortschreitender Krankheit kommt eine Zeit, wo das nicht mehr der Fall ist. Die Auswirkung der Krankheit ist so bedeutend, dass es kein Entkommen mehr gibt. Sie sind dauernd und bei all ihren Aktivitäten konfrontiert mit der Erkrankung. Patienten mit Multipler Sklerose oder Lateralsklerose im späteren Stadium ihrer Erkrankung, stark behinderte Parkinson-Patienten, Patienten mit chronisch obstruktiven Atemwegserkrankungen oder mit Herzinsuffizienz, die in ihrer Beweglichkeit schwer eingeschränkt sind, sind klare Beispiele. Einige dieser Patienten bringen es jedoch sehr gut fertig, ihr Leben über die Krankheit hinauszuheben, sogar in diesen Phasen ihrer Krankheit.[24]

* * *

Ich möchte einen Vorschlag machen, wie die Pflege chronisch Kranker organisiert werden könnte und welche Rolle dabei der Pflege zukommen würde. Ausgangspunkt ist dabei das holländische Gesundheitswesen, aber nach Vornahme geeigneter Veränderungen könnte das Modell auch für andere Gesundheitssysteme in Frage kommen. Dieses Modell ist ein Modell für die Zukunft. Obwohl ich das Präsens zur Beschreibung verwende, existiert es als solches noch nicht.

Um dem Patienten und seiner Familie zu helfen, das Leben über die Krankheit hinauszuheben, muss die Pflege konzipiert und wahrgenommen werden als Begleitung entlang dem ganzen Weg, den die chronisch kranke Person zurücklegt. Die Person mit einer chronischen Krankheit und ihre Familienmitglieder werden dabei unterstützt, eine Antwort auf die Krankheit zu finden, damit sie ein zufriedenstellendes Leben führen können. Die Begleitung im Verlauf der Krankheit ist darauf ausgerichtet, den Patienten bei der Lebensführung und beim Selbstmanagement seiner Krankheit und seiner Pflege zu unterstützen. Um ein Leben zu leben, in dem die Krankheit einen Platz hat, ohne es zu dominieren, muss eine Person mit einer chronischen Krankheit immer wieder eine Wahl treffen. Die Wahl kann einerseits den Verlauf der Krankheit beeinflussen (ein Beispiel wäre ein Dialyse Patient, der sich dazu entschließt, die Flüssigkeitseinschränkung nicht allzu genau zu beobachten), und andererseits seine Lebensqualität. Die Wahl muss in der Art getroffen werden, dass der bestmögliche Kompromiss gefunden wird zwischen den Erfordernissen des Lebens und denen der Krankheit.

Das Grundelement in der Pflege einer Person mit chronischer Krankheit ist die Beratung und Unterstützung in den verschiedenen Episoden und Phasen seines Lebens mit der Krankheit, die Begleitung entlang des Verlaufs der Krankheit. Eine Pflegeperson als Bezugsperson – vergleichbar mit dem Hausarzt und ergänzend zu ihm – übernimmt diese Rolle.

Die „trajectory nurse" (wie wir sie oder ihn hier nennen wollen) ist nicht ein Case Manager. Die Organisation der Pflege ist die Sache der kranken Person oder ihrer Familienmitglieder. Die „trajectory nurse" unterstützt den Kranken und seine Familie in den sich verändernden Umständen, die die Krankheit mit sich bringt, und gibt Sicherheit, dass sie die Unterstützung, Beratung/Hilfe und Pflege erhalten, die sie in diesem Moment brauchen. Die „trajectory nurse" kann dies selbst anbieten oder, wenn nötig, Kontakte herstellen mit anderen Gesundheitsberufen.

Die „trajectory nurse" ist die erste Ansprechperson für den Patienten. Sie kennt die Situation des Patienten, ist informiert über seine Ziele im Leben und die Art, wie er versucht, mit der Krankheit fertig zu werden. Sie weiß, was er um jeden Preis bewahren will und was er aufzugeben bereit ist. Sie ist sowohl mit den Gesundheitsproblemen des Patienten befasst als auch mit seinem Versuch, das Leben zu leben, das er als wertvoll betrachtet. Sie kann mit psychologischen und emotionalen Problemen ebenso umgehen wie mit praktischen Problemen.[25]

* * *

Wenn die kranke Person, aufgrund des Fortschreitens der Krankheit, in eine neue Phase eintritt, muss Vieles von Neuem geleistet werden; das gilt für den Patienten, für seine Familie und folglich auch für die „trajectory nurse". Wiederum müssen der Kranke und seine Angehörigen kämpfen, um den Folgeerscheinungen der Krankheit und deren Behandlung einen Raum in ihrem Leben zu geben. Eine Person mit einem chronischen Nierenversagen, die mit der Dialyse beginnen muss, oder eine Person mit Multipler Sklerose, die zum ersten Mal einen Rollstuhl benützt, sind deutliche Beispiele.[26]

* * *

Die „trajectory nurse“ hält Kontakt mit dem praktischen Arzt und den Spezialisten, die in die Betreuung des Patienten involviert sind. Sie versichert sich, dass sie gut informiert ist, und im Einverständnis mit dem Patienten gibt sie ihnen die Informationen weiter, die ihnen der Patient zukommen lassen will. Immer bespricht sie dies zuerst mit dem Patienten.[27]

* * *

„Trajectory nurses“ sind Pflegepersonen auf dem Bakkalaureatsniveau. Sie sind spezialisiert in der Pflege der chronisch Kranken. Sie haben studiert, was es bedeutet, chronisch krank zu sein. In ihrer Ausbildung haben sie gelernt, auf den Patienten zu hören, und sie haben viel Zeit aufgewendet, um zu verstehen zu versuchen, was es bedeutet, mit einer chronischen Krankheit zu leben oder leben zu müssen. Sie verwenden einen Familienansatz bei chronischer Krankheit und sind gut darauf vorbereitet, zu informieren, anzuleiten, zu coachen und zu unterstützen. Sie haben fundierte Kenntnisse über Ressourcen für chronisch Kranke und wissen, unter welchen Bedingungen Versorgungsleistungen im Gesundheitswesen angeboten werden. Sie sind Mitglieder einer Gruppe von Pflegepersonen, die mit der Pflege derselben Patientengruppe betraut ist und in der sie neue Entwicklungen in der Pflege ihrer Patienten diskutieren. Sie haben vertiefte Kenntnisse über die Pathologie und die Therapie der Krankheiten der Patienten, die sie pflegen. Sie nützen elektronische Kommunikationsmedien, um in Verbindung zu bleiben mit dem praktischen Arzt, dem Spezialisten und dem Krankenhaus, die an der Betreuung beteiligt sind. Es gibt eine gemeinsame Patientendokumentation, aber jede Disziplin hat auch Seiten, zu denen nur sie Zugang hat. Auf diese Seiten schreiben sie die Informationen, von denen sie wissen oder glauben, dass die Patienten oder ihre Angehörigen wünschen, dass sie anderen Anbietern im Gesundheitswesen nicht bekannt werden sollen.

„Trajectory nurses" leisten individualisierte Pflege. Sie stimmen die Pflege eng auf die Bedürfnisse der Patienten und ihrer Angehörigen ab und mischen sich nicht in Probleme ein, um die sich der Patient und seine Angehörigen lieber selber kümmern wollen. Sie benützen Leitlinien und verwenden nur in sehr begrenztem Ausmaß Richtlinien, die angeben, wie Dinge ausgeführt werden sollen. Sie wissen, dass diese Richtlinien zu einer teuren Pflege führen, weil diese Pflege ungenügend abgestimmt ist auf die spezifischen Bedürfnisse und Möglichkeiten des Patienten und seiner Angehörigen.

Einige Patienten haben zu komplexe Krankheiten, als dass sie von einer Pflegeperson mit Bakkalaureatsausbildung gepflegt werden könnten. Sie können von einer „clinical nurse specialist" als ihrer „trajectory nurse" gepflegt werden. Solche Patienten befinden sich in Situationen, in denen eine Kombination von Faktoren es schwierig macht zu beurteilen, was das Beste wäre. Auch schwierige Situationen, für die es noch keine Antwort gibt, wo es innovative Ansätze braucht, können die Kompetenz einer „clincal nurse specialist" erfordern. Etwas versuchen, manchmal ganz vorsichtig, beobachten, was passiert, diskutieren, fragen und von Neuem beginnen, ist dann oft das Richtige.

„Clinical nurse specialists" haben eine Ausbildung auf dem Masterniveau, sie haben Kenntnisse über die Pflege von spezifischen Patientengruppen, und haben eine breite wissenschaftliche Basis, inklusive physiopathologischer, psychologischer und sozialer Aspekte der Pflege. Sie wissen, wie sie ihren Weg finden in den Informationsressourcen und Publikationen, und wie der Wert von Informationen einzuschätzen ist.

Patienten können einer bestimmten „clinical nurse specialist" als ihrer Begleitperson zugewiesen werden, wenn sie einer Risikogruppe angehören. Risikopatienten gehören zu einer Kategorie von Patienten, von denen aufgrund bestimmter Indikatoren erwartet werden kann, dass die reguläre Pflege nicht ausreichen wird. Eine „clinical nurse specialist" kann auch einem Patienten zugewiesen werden, wenn es klar geworden ist, dass seine Probleme komplexer sind, als dass eine reguläre Pflegeperson ihn pflegen könnte, oder wenn er auf die Pflege einer regulären Pflegeperson nicht positiv reagiert. Depressive Patienten mit Diabetes und sehr niedrigem Einkommen, herztransplantierte Patienten mit niedrigen intellektuellen Fähigkeiten und geringer sozialer Unterstützung, junge Paraplegiker in komplizierten Familiensituationen, Kinder mit Leukämie in komplexen Familienbeziehungen sind gute Beispiele dafür.

„Clinical nurse specialists" können auch den „trajectory nurses" zur Beratung zur Verfügung stehen. Sie können ersucht werden, zu einem Patienten zu kommen, um Ratschläge zu geben, oder sie können auch ohne direkten Kontakt mit dem Patienten beratend tätig werden. Von Zeit zu Zeit können sie entscheiden, selber die Pflege des Patienten zu übernehmen, oder den Patienten an ein anderes Mitglied des Gesundheitsteams zu empfehlen. Zusammen mit der „trajectory nurse" entscheidet die „clinical nurse specialist", wie und wann die Situation evaluiert werden soll.[28]

* * *

Das hier beschriebene hypothetische Modell wurde entworfen, um den Bedürfnissen des chronisch Kranken zu entsprechen, so wie sie aus unseren und anderen Forschungen über das Leben mit chronischer Krankheit erkennbar sind. Die Pflege, wie sie derzeit durchgeführt wird, entspricht nicht diesem Bild, und ich bin sicher, dass manche es übertrieben finden werden. Gesundheitsversorgung ist immer noch mehr befasst mit Gesundheit als mit Lebensqualität.

Die ernsten Konsequenzen von chronischen Krankheiten und die Intensität des Kampfes um ihre Lebensqualität, den chronisch kranke Patienten durchzustehen haben, geben dem Patienten das Recht, die

Pflege zu erhalten, die so weit wie möglich zu seiner Lebensqualität beiträgt.[29]

Literatur

ADAN S. H. J. (1998): Leven met reumatoïde artritis in het ziekenhuis: een exploratief onderzoek naar de beleving von patiënten met reumatoïde artritis. Doctoraalscriptie Verplegingswetenschap, Universiteit Utrecht

ALLEYNE T., Thomas V. J. (1994): The management of sickle cell crisis pain as experienced by patients and their carers. Journal of Advanced Nursing, 19, p 725-732

BARROSO J. (1997): Reconstructing My Life: Becoming a Long-Term Survivor of AIDS. Qualitative Health Research, 7, p 57-74

BEECKERMAN A. et al. (1995): Cardiac catherization: the patient's perspective. Heart & Lung, 24(3), p 213-218

BERG J. H. van den (1969): Psychologie van het ziekbed; Ein hoofdstuk uit de medische psychologie. Callenbach, Nijkerk

BOEIJE H. R. et al. (1999): In relatie tot MS. NIZW, Utrecht

BOS G. A :M. van den (1993): The burden of chronic disease in ageing societies; Scope and perspectives in research and policy. Tijdschrift voor Sociale Gezondheitszorg, Gesondheit en Samenleving, 71(4), p 9-10

BOTTORFF J. L., Morse J. M. (1994): Identifying types of attending: patterns of nurses' work. Image: Journal of Nursing Scholarship, 26(1), p 53-60

BOTTORFF J. L., Varcoe C. (1995): Transitions in nurse-patient interactions: a qualitative ethology. Qualitative Health Research, 5(3), p 315-331

BOUQUEZ N. (1997): De beleving van patiënten met een cerebro-vasculair accident in de vroege periode van hun aandoening. Licenciaatsverhandeling Maatschappelijke Gezondheidszorg, Universiteit Gent

BRODSKY M. S. (1995): Testicular cancer survivors' impressions of the impact of the disease on their lives. Qualitative Health Research, 5, p 78-96

CANNAERTS N., DIERCKX de CASTERLÉ B., GRYPDONCK M. (2000) : Palliatieve zorg : zorg voor het leven. Academia Press, Gent

CANNAERTS N., DIERCKX de CASTERLÉ B., GRYPDONCK M. (2004) : Palliative care, care for life; A study of the specificity of residential palliative care. Qualitative Health Research, 14, p 816-835

CLARK J. B., WHEELER S. J. (1992): A view of the phenomenon of caring in nursing practice. Journal of Advanced Nursing, 17, p 1283-1290

DE GRAEVE H. (1992): De beleving van opname en ontslag bij verkorte verblijfsduur. Niet gepubliceerde licenciaatsverhandeling. K. U. Leuven, Centrum voor Ziekenhuiswetenschap, Leuven

DIRKSEN S. R. (1995): Search for meaning in long-term cancer survivors. Journal of Advanced Nursing, 20, p 628-633

ELDEREN T. van et al. (1994): Kwaliteit van levenonderzoek bij somatische chronische ziek(t)en. Nationale Commissie Chronisch Zieken, Zoetermeer

FLEURY J. et al. (1995): Life after a cardiac event: Women's experience in healing. Heart & Lung, 24, p 474-482

FOSBINDER D. (1994): Patient perceptions of nursing care: an emerging theory of interpersonal competence. Journal of Advanced Nursing, 20, p 1085-1093

GlASER B. G., STRAUSS A. L. (1964): Awareness contexts and social interaction. American Sociological Review, 29, p 669-679

GOVERDE C., GRYPDONCK M. (1998): Leven met dialyse. Een onderzoek naar de beleving van patiënten in een passief dialysecentrum behandeld. Verpleegkunde/Nederlands-Vlaams wetenschappelijk tijdschrift voor verpleegkundigen, 13, p 217-226

GRYPDONCK M. (1981): De betekenis van het theoretisch pluralisme voor de Verpleegkunde. Gezongheid en Samenleving, 2, p 2-10

GRYPDONCK M. (1995): Beleving en zorg; De relevantie van onderzoek naar beleving en betekenisverlening voor de gezondheidszorg. In: In dubio abstine; Overwegingen bij het gezondheitdszorgonderzoek. Raad voor Gezondheidszorgonderzoek, Den Haag, p 21-32

GRYPDONCK M. (1996): Het leven boven de ziekte uittillen; De opdracht van de verpleegkundige voor chronisch zieken. Oratie Universiteit Utrecht. Spruyt, Van Mantgem & DE Does BV, Leiden

GRYPDONCK M. (1998): New horizons in the care for the chronically ill. Vortrag auf dem 10th International Nursing Research Congress of Sigma Theta Tau International, July 1998, Utrecht (Manuskript)

GRYPDONCK M. (1999): To lift life above illness: the role of the nurse in the care of chronically ill. Vortrag auf der 2. Internationalen Konferenz Pflegetheorien 23.- 25.9.1999 in Nürnberg (Manuskript)

GULLICKSON C. (1993): My death nearing its future: a Heideggerian hermeneutical analysis of the lived experience of persons with chronic illness. Journal of Advanced Nursing, 18(9), p 1386-1392

KIRK K. (1992): Confidence as a factor in chronic illness care. Journal of Advanced Nursing, 17, p 1238-1242

KUNNEMAN H. (1994): Van verzorgingsideaal naar zelfstandigheidsideaal, een cultuurfilosofisch pleidooi. In: L. Boon (Hrsg.): Zorgen en wonen, Stichting Sympoz, Amstelveen, p 8-14
LaFORTUNE Fredette S. (1995): Breast cancer survivors: concerns and coping. Cancer Nursing, 18(1), p 35-46
LUIJPEN W. (1972): Nieuwe inleiding tot de existentiele fenomenologie. Het Spectrum, Utrecht
LINDSEY E. (1996): Health within illness: experiences of chronically ill/ disabled people. Journal of Advanced Nursing, 24, p 465-472
MANSCHOT H. (1992): Levenskunst of lijfsbehoud? Een humanistische kritiek op het beginsel van autonomie in de gezondheidszorg. Oratie. Universiteit voor Humanistiek, Utrecht
MOCH S. D. (1989): Health within the experience of breast cancer. Journal of Advanced Nursing, 15, p 1426-1435
MORSE J. M. (1996): Comforting: enabling enduring and facilitating suffering. Spruyt, Van Mantgem & DE Does BV, Leiden
NASH HUGGINGS K. G. et al. (1993): Nurse caring in the emergency department. Heart & Lung, 22(4), p 356-364
NELSON J. P. (1996): Struggling to Gain Meaning: Living with the Uncertainty of Breast Cancer. Advances in Nursing Science, 18(3), p 59-76
OREM D. E. (1991): Nursing Concepts of Practice. Mosby, St. Louis
PELLETIER M. L. (1993): The needs of family members of organ and tissue donors. Heart & Lung, 22(2), p 151-156
POOL A. (1995): Autonomie, afhankelijkheid en langdurige zorgverlening. De Tijdstroom, Lochem
POOL A. (2002): A continuing dialogue: nursing care for people with a chronic illness. In: Proceedings, Seconds European Nursing Congress, Empowerment of the chronically ill: A challenge for Nursing? 5-8 October, Amsterdam, p 44-53
RADWIN L. L. (1995): Knowing the patient: a process model for individualized interventions. Nursing Research, 44(6), p 364-370
SPAINK K. (1997): The chronically ill: there are no such people. In: Proceedings 2nd European Nursing Congress, 5-8 October 1997: Empowerment of the chronically ill: a challenge for nursing. Amsterdam, p 30-41
STRAUSS A. L. et al. (1984): Chronic illness and the quality of life. Mosby, St. Louis
TANNER C. A. et al. (1993): The Phenomenology of Knowing the patient. Image: Journal of Nursing Scholarship, 25(4), p 273-279

THIBODEAU J., MacRAE J. (1997): Breast cancer survival: a phenomenological inquiry. Advances in Nursing Science, 19, p 65-74

TOOMBS S.K. (1992): The Meaning of Illness. A Phenomenological Account of the Different Perspectives of Physician and Patient. Kluwer Academic Press, Dordrecht

Anmerkungen

[1] M. Grypdonck, To lift life above illness: the role of the nurse in the care of chronically ill. Vortrag auf der 2. Internationalen Konferenz Pflegetheorien 23.- 25.9.1999 in Nürnberg (Manuskript), S.1

[2] M. Grypdonck, New horizons in the care for the chronically ill. Vortrag auf dem 10 th International Nursing Research Congress of Sigma Theta Tau International, July 1998, Utrecht (Manuskript), S.1

[3] M. Grypdonck, Het leven boven de ziekte uittillen; oratie Universiteit Utrecht. Spruyt, Van Mantgem & DE Does BV, Leiden, 1996, S.4-6

[4] M. Grypdonck, 1999, S.1
[5] ebd., S.11-12
[6] ebd-. S.1-2
[7] M. Grypdonck, 1998, S.2-3
[8] M. Grypdonck, 1999, S.6
[9] ebd.
[10] ebd., S.4
[11] ebd., S.3-4
[12] ebd., S.8
[13] ebd., S.5
[14] ebd., S.6
[15] ebd., S.7
[16] M. Grypdonck, 1998, S.4
[17] M. Grypdonck, 1999, S.7-8
[18] ebd., S.8
[19] M. Grypdonck, 1996, S.20-21
[20] M. Grypdonck, 1998, S.5-6
[21] M. Grypdonck, 1999, S.8-9
[22] M. Grypdonck, 1996, S.28-34
[23] M. Grypdonck, 1999, S.9-10
[24] M. Grypdonck, 1998, S.7-8
[25] ebd., S.9-10
[26] ebd., S.12
[27] ebd., S.13
[28] ebd., S.13-16
[29] ebd., S.20

Untersuchung zum Erleben und zu den Erfahrungen nierentransplantierter Menschen

Elisabeth Seidl, Ilsemarie Walter, Elisabeth Rappold

1. Zur Entstehung und Durchführung der Studie

1.1 Ausgangssituation

Nierentransplantationen gewinnen zunehmend an Bedeutung in der Behandlung der terminalen Niereninsuffizienz. Chronische Krankheiten wie die diabetische Nephropathie, die Nephroangiosklerose bei Bluthochdruck sowie Glomerulopathien können zum völligen Nierenversagen führen und eine Nierenersatztherapie notwendig machen. Dafür steht neben der Dialyse (Hämodialyse und Peritonealdialyse) die Nierentransplantation zur Verfügung, die heute als die beste Behandlungsmöglichkeit gilt.

Neben der Weiterentwicklung und Perfektionierung von Operationstechniken trug vor allem die Entwicklung hochwirksamer Immunsuppressiva zu einer Verlängerung der Überlebensraten nach Nierentransplantation bei. 1991 lebten 1486 nierentransplantierte Personen in Österreich, im Jahr 2003 waren es 3244.[1] Die Tatsache, dass der Bedarf an Transplantationen rascher zunimmt, als Organe transplantiert werden können, bringt für die PatientInnen beträchtliche Wartezeiten mit sich. Ende 2003 standen in Österreich 774 Personen auf der Warteliste zur Nierentransplantation[2], 381 konnten transplantiert werden.[3] 2001 betrug die mittlere Wartezeit mehr als zwei Jahre.[4]

Die meisten PatientInnen müssen sich, bevor sie transplantiert werden können, über einen kürzeren oder längeren Zeitraum hinweg einer Dialyse unterziehen. Im Jahr 2003 waren in Österreich 3320 Personen dialysepflichtig, davon nutzte ein Großteil (3061) die Hämodialyse und 259 Personen die Peritonealdialyse.[5] Während dieser Zeit müssen sich die Betroffenen sowie deren Angehörige großen Herausforderungen stellen. Abgesehen von dem hohen organisatorischen und administrativen Aufwand (die wöchentliche/tägliche Fahrt ins Dialysezentrum, Ansuchen um Unterstützung usw.) stehen sie vor neuen und ungeklärten Fragen. Unsicherheiten über Behandlungsmethoden, strenge Diät, genaue Gewichtskontrolle, der Verlust der körperlichen Aktivität und Flexibilität sowie der persönlichen und teilweise auch finanziellen Unabhängigkeit drängen sich in den Vordergrund. Eine genaue Kontrolle und Beobachtung des Körpers stehen im Mittelpunkt des Lebens, welches sich zunehmend nach den Dialysezeiten orientiert. Diese Zeit kann auch mit dem Verlust des Arbeitsplatzes oder der Partnerschaft verbunden sein.

Die Nierentransplantation bietet nun eine Möglichkeit, dieser Abhängigkeit wieder zu entgehen. Die Operation selbst stellt heute bereits einen Routineeingriff dar und dauert in etwa zwei Stunden. Während dieser Zeit wird der Patient dialysiert. Die Niere wird retroperitoneal in die Darmbeingrube transplantiert und mit Gefäßen verbunden; der Ureter wird in die Blase implantiert. Die Nachbetreuung nach erfolgreicher Transplantation erfolgt zuerst stationär und wird anschließend ambulant durchgeführt. Laut Eurotransplant-Deutschland beträgt die Überlebensrate nach einem Jahr bei Organspende durch lebende Verwandte 95 %; bei Verstorbenenspende ist sie nur unwesentlich geringer. Nach 3 bis 5 Jahren funktioniert das Organ noch in 70 bis 90 Prozent der Fälle.[6]

Die Betroffenen, die sich einer Nierentransplantation unterziehen, setzen meist große Hoffnung darauf, wieder ein „gesundes" und „normales" Leben führen zu können. Es treten jedoch mit diesem Schritt auch viele ungeklärte Fragen auf. Zwar fallen viele frühere Einschränkungen weg, doch müssen, um das Organ so lange wie möglich funktionstüchtig zu erhalten, neue Regeln befolgt und das

Leben neu geplant werden. Viele der Aspekte, die das Leben mit einem Spenderorgan betreffen, können aber gar nicht von den Betroffenen selbst angesprochen werden, da diese über die Zusammenhänge nicht informiert sind. Sie werden aus einem von Dialysetermin zu Dialysetermin organisierten Leben in ein Leben entlassen, in dem sie über ihre Zeit wieder verfügen können. Die strenge Diät wird gelockert, die alten Medikamente durch neue ersetzt, die Angst und Hoffnung, die in die Nierentransplantation gesetzt wurde, durch die Angst vor einer Abstoßung und die Hoffnung auf das Funktionieren der Niere abgelöst. Die wichtigsten Veränderungen ergeben sich aus der Immunsituation heraus. Damit ein transplantiertes Organ nicht abgestoßen wird, müssen immunsuppressive Medikamente zu genau bestimmten Zeiten eingenommen werden. Eine kritische Körperbeobachtung ist weiterhin notwendig, um eine eventuelle Abstoßung frühzeitig zu erkennen und abzuwenden. Der sorgsame Umgang mit dem Organ sowie das strikte Einhalten einiger Grundregeln gewährleistet ein möglichst langes Funktionieren der Niere.

Die Entlassung aus dem Krankenhaus stellt daher für Nierentransplantierte ein besonders einschneidendes Erlebnis dar. Um diesen Übergang möglichst zu erleichtern, ist ein individuell vorbereitendes Entlassungsmanagement notwendig, bei dem nicht nur eine umfassende Beratung gegeben, sondern auch auf psychosoziale Bedürfnisse jedes Einzelnen Rücksicht genommen wird. Im Rahmen eines solchen Entlassungsmanagements werden seit Februar 1998 vom diplomierten Gesundheits- und Krankenpflegepersonal der Station 20H des Wiener Allgemeinen Krankenhauses Informationsnachmittage für PatientInnen nach einer Nierentransplantation und deren Angehörige angeboten. Diese Informationsnachmittage finden einmal pro Woche statt und dauern ca. zwei Stunden. Die Teilnahme der PatientInnen bzw. der Angehörigen erfolgt freiwillig. Manche PatientInnen besuchen die Beratung, bevor sie entlassen werden, zweimal, manche gar nicht. Inhalt der Informationsnachmittage, die unter dem Motto „Leben mit der neuen Niere" stehen, sind Verhaltenshinweise für die Zeit nach dem Krankenhausaufenthalt und für den weiterführenden

Ambulanzbesuch. Dabei werden im besonderen der richtige Umgang mit der immunsupprimierenden Basistherapie, die Zeichen einer möglichen Abstoßung, die Bedeutung von Harnwegsinfekten und das Verhalten bei Magen-Darm-Störungen behandelt sowie die notwendigen Kontrollen besprochen. Außerdem werden Hinweise zum Freizeit- und Reiseverhalten gegeben und Information über entsprechende Selbsthilfegruppen vermittelt.

Die Evaluation dieser Informationsnachmittage im Wiener Allgemeinen Krankenhaus, die von den veranstaltenden Pflegepersonen gewünscht wurde, stellte den Ausgangspunkt für die in diesem Band beschriebene Untersuchung dar, doch war diese von Anfang an umfangreicher und tiefgehender geplant. Auf die Evaluation, die mit Hilfe von Fragebögen durchgeführt wurde, folgten qualitative Interviews mit einem Teil der nierentransplantierten PatientInnen, um die Lebenssituation der Betroffenen aus deren eigener Sicht zu erfassen.

1.2 Ziele und Fragestellungen der Untersuchung

Die Forschungsfrage der ersten Phase der Untersuchung lautete: Wie beurteilen ehemalige PatientInnen der Station 20H, die am dort durchgeführten Beratungsgespräch für Nierentransplantierte teilgenommen haben, dieses Gespräch? Insbesondere sollten dabei folgende Aspekte berücksichtigt werden:

- Umfang und Qualität der erhaltenen Information in den verschiedenen Teilbereichen
- weitere Information, die in das Beratungsgespräch aufgenommen werden sollte
- unterstützende bzw. belastende Faktoren.

Die Ergebnisse dieser Phase der Untersuchung sollten dazu beitragen, dass die Pflegepersonen gezielter auf die Wünsche und Bedürfnisse der PatientInnen eingehen können, um ihnen das Leben mit der neuen Niere zu erleichtern.

In einer zweiten, längeren Projektphase ging es darum, einen Einblick in die komplexe Problematik zu gewinnen, mit der sich Menschen nach einer Nierentransplantation konfrontiert sehen. Dabei sollte die Situation so erfasst werden, wie sie sich den Betroffenen selbst darstellt. Schwierigkeiten und Ängste, Informations- und Schulungsbedarf der Betroffenen und ihrer Angehörigen sollten deutlich werden, ebenso aber auch ihre Erfolge, Methoden der Bewältigung und die ihnen zur Verfügung stehende Unterstützung. Auf diese Weise kann der Handlungsbedarf auf verschiedenen Ebenen (strukturelle, organisatorische, politische, finanzielle Ebene und Bildungsaufgaben) abgeleitet werden.

1.3 Literaturübersicht

Das Literaturstudium im Rahmen der Untersuchung – zu Beginn wie auch während der gesamten Dauer der Durchführung – umfasste ein breites Spektrum relevanter Themen wie Leben mit chronischer Krankheit, gesundheitsbezogene Lebensqualität, professionelle Beratung in der Pflege, Information und Autonomie der Kranken, „Compliance“ und anderes mehr. Hier sollen nur die wichtigsten Beiträge zu den ersten drei angeführten Themen angegeben und kurz kommentiert werden.

1.3.1 Leben mit chronischer Krankheit

Die wichtigste theoretische Basis der Untersuchung, die vor allem im letzten Abschnitt, als es darum ging, die Ergebnisse in einen Theoriezusammenhang zu stellen, relevant war, ist das „Modell der Pflege chronisch Kranker“ von Mieke Grypdonck. Es braucht hier nicht beschrieben zu werden, da eine ausführliche Darstellung des Modells durch die Autorin selbst in Übersetzung in diesem Band enthalten ist.

Als geeignete Ergänzung zum Modell der Pflege chronisch Kranker von Grypdonck erwies sich vor allem das „Modell der wechselnden Perspektiven" („Shifting Perspectives Model of Chronic Illness") von Barbara L. Paterson. Paterson hatte gemeinsam mit KollegInnen 292 Forschungsberichte über das Erleben chronischer Krankheit, die nach der Durchsicht von mehr als 1000 Berichten ausgewählt worden waren, analysiert und daraus ihr Modell entwickelt. Es zeigte sich, dass das Erleben chronischer Krankheit sehr komplex ist und ein entsprechendes Modell Gegensätze vereinen muss. Es muss auf Verlust ebenso Bezug nehmen wie auf die Möglichkeit des Wachsens, die Möglichkeit gestörter Identität ebenso einbeziehen wie das Vorhandensein existentieller Herausforderungen.

Die Grundaussage des Modells ist, dass die Erfahrung chronischer Krankheit durch ständig wechselnde Perspektiven gekennzeichnet ist: einmal steht die Krankheit im Vordergrund, einmal das „Wohlbefinden" („wellness"). Dabei ist irrevelant, wie der „objektive" Zustand des Kranken ist, es geht nur um die eigene Wahrnehmung. Keine der beiden Perspektiven ist gut oder schlecht, richtig oder falsch, sie reflektieren die momentanen Erfahrungen und Bedürfnisse des betroffenen Menschen. Im allgemeinen neigen manche PatientInnen eher zu der einen, manche zu der anderen Perspektive, doch kann häufig auch ein Anlass, der einem Außenstehenden gering erscheint, zu einem zeitweiligen Wechsel der Perspektive führen.

Das „Shifting Perspectives Model" zeigt verschiedene Paradoxa des Erlebens chronischer Krankheit auf. So ist in der „Wellnessperspektive" die Krankheit zwar weiter weg, doch erfordert das Krankheitsmanagement Aufmerksamkeit, damit man der Krankheit keine Aufmerksamkeit schenken muss. Der Betreffende muss die Krankheit als Tatsache anerkennen und gleichzeitig deren Einschränkungen zurückweisen. Chronisch Kranke müssen alle Aktivitäten sorgfältig planen. Ein anderes Paradoxon ist, dass Menschen, die in der Wellnessperspektive Sinn, Hoffnung und Lebensqualität finden, häufig die Krankheitsperspektive in den Mittelpunkt stellen müssen, wenn sie Gesundheitsdienste in Anspruch nehmen wollen. Sie müssen ihre Einschränkungen, Symptome und Unfähigkeiten betonen, um z. B. Hauskrankenpflege zu erhalten.

Die Aufgabe der professionellen Helfer ist es nach diesem Modell, die chronisch Kranken darin zu unterstützen, ihre Perspektiven zu identifizieren und zu verstehen; dabei müssen die Helfer hören können, was den Kranken wichtig ist. Die vorherrschende Perspektive ist nicht etwas Statisches. Man darf nicht annehmen, dass etwas, was im vorigen Monat willkommen war, auch heute willkommen oder auch nur geeignet sein muss.[7]

B. J. Daly, die sich mit den Hauptanliegen chronisch Kranker beschäftigte, stellte folgende Liste auf:

„1. Prävention von medizinischen Krisen und fehlendes Krisenmanagement
2. Einhaltung der vorgeschriebenen Lebensweise und Umgang mit Problemen dieser Lebensweise
3. Symptomkontrolle
4. Prävention von und Leben mit sozialer Isolation, die durch nachlassenden Kontakt mit anderen verursacht ist
5. Anpassung an Veränderungen im Laufe der Krankheit
6. Versuche, das Leben und die Beziehungen zu normalisieren
7. Finanzierung – Umgang mit dem Verlust das Arbeitsplatzes und den Kosten der Pflege.“[8]

Über das Erleben chronischer Krankheit existiert bereits eine Reihe empirischer Studien.[9] Einige beziehen Personen mit verschiedenen Krankheiten ein, wie z. B. die phänomenologisch-hermeneutische

Untersuchung von M. Öhmann et al., an der fünf Frauen und fünf Männer mit unterschiedlichen Formen schwerer chronischer Erkrankung teilnahmen. Dabei kristallisierten sich drei große Themenkreise heraus: „Den Körper als Hindernis erfahren", „in der Krankheit alleine sein" und „um die Normalität kämpfen".[10] In den meisten Arbeiten ist die Situation von Menschen mit einer ganz bestimmten chronischen Krankheit Gegenstand der Untersuchung, doch nur bei wenigen sind dies Personen nach Nierentransplantation. In diesen Studien spiegelt sich jedoch sehr gut das wider, was Daly – siehe oben – allgemein über die Sorgen, Belastungen und Bewältigungsversuche chronisch Kranker sagt. Nach Fallon et al. z. B. war die am häufigsten genannte Besorgnis der Menschen nach Nierentransplantation die Angst vor einer Abstoßung des fremden Organs. An zweiter Stelle stand die Belastung durch eine Veränderung des Körpergefühls infolge der immunsuppressiven Therapie.[11] Die Angst vor einer Abstoßungsreaktion stand auch in einer in China durchgeführten Studie an erster Stelle der berichteten Belastungen, weiters die Compliance mit der medikamentösen Therapie und die Nebenwirkungen der Medikamente, die unsichere Zukunft, die Angst vor Infektionen und der Kostenfaktor.[12]

Die Belastung, die durch das Warten auf eine Spenderniere entsteht, war der Gegenstand einer Studie von Horsburgh et al. Diese Autoren versuchten, Persönlichkeitszüge herauszufinden, die mit der „Self care agency", die die Betroffenen in dieser Situation zeigten, zusammenhingen, um Strategien zu einer Unterstützung dieser Kranken ausarbeiten zu können.[13]

Die positiven Effekte von Selbsthilfegruppen nierenkranker PatientInnen (Nierentransplantierter und DialysepatientInnen) zeigten Brunier et al. auf. In den Gruppen der „Kidney Foundation of Canada" arbeiten Betroffene, die speziell dafür ausgebildet werden, auf freiwilliger Basis. Diese bewältigten ihre Situation sehr gut und zeigten eine bemerkenswert stabile psychische Gesundheit. Die Themen, die sich aus dem qualitativen Teil der Studie ergaben und die die

Interviewten beschäftigten, waren Freundschaft, Lernen am Verlust, Gegenseitigkeit des Gebens und Nehmens und Stolz, in der Kidney Foundation mitarbeiten zu können. Allerdings können die Autoren der Studie nicht sagen, ob hier nicht eine besondere Situation vorlag, nicht nur durch die Schulung, sondern auch in Anbetracht des besonders hohen allgemeinen Bildungsniveaus der untersuchten Personen. Dass diese aus zwölf verschiedenen Ethnien bzw. Kulturkreisen stammten, wirft weitere Fragen auf, die noch genauer untersucht werden müssten.[14]

1.3.2 Gesundheitsbezogene Lebensqualität

Für den Begriff Lebensqualität existiert keine einheitliche Definition.[15] Die WHO definiert Lebensqualität als des Menschen „ ... Vorstellung von seiner Stellung im Leben, im Kontext des Kultur- und Wertesystems, in dem er lebt, und in Beziehung zu seinen Zielen, Erwartungen, Normen und Belangen."[16] Diese sehr weit gefasste Definition lässt bereits die Schwierigkeit erkennen, Lebensqualität exakt zu bestimmen oder zu messen. Ähnlich allgemein ist auch die Definition von A. Donald, der Lebensqualität als „a descriptive term that refers to people's emotional, social and physical wellbeing, and their ability to function in the ordinary tasks of living" bezeichnet. Die Analyse gesundheitsbezogener Lebensqualität („health-related quality of life", allgemein abgekürzt als HRQOL) befasst sich nach Donald mit dem "impact of treatments and disease processes on these holistic aspects of a person's life."[17]

Als zu untersuchende Dimensionen der gesundheitsbezogenen Lebensqualität nennt Vergoulas für den physischen Bereich Arbeits- und Funktionsfähigkeit; für den psychischen Bereich Zufriedenheit, Wohlbefinden, Selbstachtung, Angst und Depression; für den sozialen Bereich Berufsrehabilitation und familiäre und soziale Interaktion.[18] Bowling bestimmt vier Bereiche, in denen sich Lebensqualität manifestiert:

1. Physische Gesundheit und die Erfahrung unangenehmer Symptome
2. Funktionsfähigkeit und Aktivitäten des täglichen Lebens
3. Soziale Beziehungen und soziale Unterstützung
4. Psychisches Wohlbefinden.[19]

Seit den 1970er Jahren ist eine Reihe von Studien entstanden, die sich – oft unter dem Blickwinkel der Wirksamkeit von Behandlungsformen – mit der Lebensqualität von PatientInnen mit bestimmten Krankheiten befassen. Für diese quantitativen Untersuchungen wurden verschiedene Instrumente zur Messung gesundheitsbezogener Lebensqualität entwickelt,[20] die aber nicht ohne weiteres auf andere Situationen und in andere Kulturen übertragbar sind. Dabei werden allgemeine Messinstrumente wie z. B. das „Sickness Impact Profile" (SIP), der „Health Assessment Questionaire" oder die „Life Satisfaction Scale" von solchen unterschieden, die auf eine bestimmte Krankheit bezogen sind. Bei Nierentransplantierten und DialysepatientInnen wird in diesem Zusammenhang z. B. der „Kidney Disease Questionnaire" oder der „Kidney Disease and Quality of Life Questionnaire (KDQOL-SF)" angewendet.[21]

Vorhandene Studien zur Lebensqualität nach Nierentransplantation stammen nicht nur aus sehr unterschiedlichen Ländern und Gesundheitssystemen[22], sondern behandeln auch sehr unterschiedliche Aspekte der Problematik. Einige Arbeiten beschäftigen sich mit den Stressoren und Belastungen, die die Lebensqualität der Betroffenen herabsetzen – davon war im vorigen Abschnitt schon die Rede. Nicht immer muss ein direkter Zusammenhang zwischen objektiver Gefahr und subjektiver Beeinträchtigung der Lebensqualität bestehen. Vergoulas betont, dass manche Nebeneffekte der immunsupressiven Medikamente, auch wenn sie die Lebenserwartung der PatientInnen nicht beeinträchtigen, subjektiv als äußerst unangenehm und belastend empfunden werden können.[23]

Da Lebensqualität keine Konstante, sondern im Prozess der Krankheits- und Situationsbewältigung Veränderungen unterworfen ist, haben einige ForscherInnen ihre Aufmerksamkeit dem zeitlichen Aspekt zugewandt, indem sie Gruppen von PatientInnen verglichen, bei denen die Transplantation unterschiedlich lang zurück lag. Fallon et al. verglichen drei Gruppen: innerhalb von sechs Monaten, zwischen einem und fünf Jahren und mehr als fünf Jahre nach der Transplantation. Sie stellten fest, dass alle drei Gruppen ihre Lebensqualität als besser im Vergleich zur Zeit der Dialyse einstuften, dass jedoch die Verbesserung bei der mittleren Gruppe am wenigsten ausgeprägt war. Die Autoren meinen, dass sich einige Zeit nach der Operation bei den PatientInnen eine gewisse Ernüchterung darüber einstellen könnte, dass sie doch die Krankenrolle nicht ganz abwerfen konnten, während sie die Wiedereingliederung in den Arbeitsprozess und die Wiederaufnahme familiärer Verantwortung bewältigen müssen. Liegt die Transplantation jedoch schon sehr lange zurück, haben sie den Umgang mit einer chronischen Krankheit schon sehr gut gelernt.[24] Baltar et al. stellten ebenfalls nach sechs Monaten ein Sinken der angegebenen Lebensqualität fest, doch stieg diese bereits in den folgenden Monaten wieder an.[25] Lim Lim Kong und Molassiotis, die in China PatientInnen im Jahr nach der Transplantation mit solchen verglichen, deren Transplantation mehr als ein Jahr zurücklag, fanden keinen Unterschied in der Lebensqualität der beiden Gruppen.[26]

Andere AutorInnen untersuchten die Einflüsse verschiedener Faktoren auf die Lebensqualität nach Nierentransplantation. So stellte Hongxia einen positiven Einfluss von Information auf die Lebensqualität fest, Ming einen solchen von sozialer Unterstützung.[27] In Brasilien befasste sich Ianhez mit dem Einfluss sozio-ökonomischer Faktoren auf die Wiedereingliederung in die Berufstätigkeit. Bakewell et al. waren an Unterschieden in der Lebensqualität zwischen europäischen und indo-asiatischen PatientInnen in Großbritannien interessiert,[28] Brickman et al. untersuchten den Einfluss von Persönlichkeitsfaktoren auf die Zufriedenheit mit der Transplantation.[29] In der Literaturübersicht von Vergoulas werden u. a. Unterschiede zwischen Männern und Frauen in der subjektiven Belastung durch die Therapie aufgezeigt.[30]

Eine Reihe von Studien befasst sich mit einem Vergleich der Lebensqualität von PatientInnen in Dialysebehandlung und solchen nach Nierentransplantation, wobei meist eine wesentliche Verbesserung der Lebensqualität nach der Transplantation gefunden wurde.[31] Lindqvist et al. stellten eine analoge Verbesserung auch in der Lebensqualität der EhepartnerInnen der Nierentransplantierten fest,[32] wogegen Wicks et al. bei pflegenden Angehörigen keine Steigerung der Lebensqualität, sondern teilweise sogar eine höhere Belastung konstatierten.[33] In einer Studie, deren Ansatz auf die komplexe Dynamik der Beziehungen innerhalb der Familie ausgerichtet ist, konstatierte Razzoli eine Normalisierung der Beziehungen nach der Transplantation.[34]

In den letzten Jahren sind an der Universität Wien auch einige Diplomarbeiten zur Lebensqualität chronisch nierenkranker PatientInnen entstanden. Noibinger untersuchte in einer quantitativen Studie drei Gruppen nierentransplantierter Patienten auf Risikobereitschaft und Lebensqualität[35], Grössinger verglich Dialyse- mit TransplantpatientInnen.[36] Kratochwil führte eine Untersuchung zum Einfluss von Information auf die Lebensqualität von PatientInnen vor und nach Nierentransplantation durch.[37] Liebl befasste sich mit der Konstruktion eines krankheitsübergreifenden Fragebogens zur Lebensqualität.[38] Speziell mit der Situation bei Lebendnierentransplantationen beschäftigten sich Schweinegger und Chabert.[39]

Zusammenfassend kann gesagt werden, dass zur Lebensqualität von PatientInnen nach Nierentransplantation bereits eine Reihe von Studien existiert, die quantitative Ansätze verfolgen und mit Hilfe von Skalen Unterschiede festzustellen versuchen. Sie sind in Ländern mit ganz unterschiedlichen Gesundheitssystemen entstanden; auch sind die Gesichtspunkte, unter denen einzelne Gruppen verglichen werden, sehr verschieden. Diese Studien boten jedoch wertvolle Anregungen und Hinweise zur Planung der vorliegenden Untersuchung und zur Interpretation der Ergebnisse.

1.3.3 Die professionelle Beratung in der Pflege

In der Literatur werden Beratungs- von Informations- oder Aufklärungsgesprächen unterschieden. Die Beratung bezieht sich direkt auf den Prozess des Problemlösens. Dabei können Umweltbedingungen oder/und persönliche Probleme der Gegenstand der Beratung sein. Im Vordergrund des Beratungsgespräches steht ein klienten-zentrierter Ansatz (Rogers). Ziel der Beratung ist es, dem Ratsuchenden bei der Lösung seiner Probleme zur Seite zu stehen, ohne zu verbieten, zu ermahnen, einzureden, zu überreden oder zu interpretieren. Im Zuge des Beratungsgespräches geht es auch um die gezielte Vermittlung von Informationen. Koch-Straube geht davon aus, dass „Informationen, Anleitungen und aufmerksames Zuhören (...) Anteile eines Beratungsprozesses (sind)."[40] Patientenberatung umfasst mehr als das Vermitteln von Wissen, sie hat zum Ziel, „den Gesundheitsstatus zu verbessern oder zumindest eine sich anbahnende Verschlechterung zu verlangsamen, kurzum: die Befähigung zum Selbstmanagement."[41]

Das Informations- oder Aufklärungsgespräch dient hingegen der Vermittlung von Sachinformationen.[42] Damit kommt der Information – im Gegensatz zur Beratung – die Rolle des Allgemeinen, Überblicksmäßigen und Kollektiven zu. Aber ein „patientenorientiertes Informationsgespräch kann als Beratungsgespräch bezeichnet werden, wenn zur Vermittlung von Sach- und Fachwissen auch die Beziehungsebene bewusst einbezogen wird."[43] Aus den Informationen können sich Patientenschulungen entwickeln. Bei der Präsentation von Informationen spielen die Art der Darstellung, die Inhalte, die TeilnehmerInnen, deren gegenwärtiger psychischer Zustand sowie die räumlich-strukturellen Aspekte eine wichtige Rolle. Seitens der TeilnehmerInnen ist die freiwillige Teilnahme und Vertrauen zu den BeraterInnen vorteilhaft.

Damit ein Beratungs- oder Informationsgespräch gelingt, müssen bestimmte Anforderungen erfüllt sein. Neben den organisatorisch-strukturellen Rahmenbedingungen (Schaffung entsprechender Stellen[44], kein Zeitdruck, Teil der Stellenbeschreibung) sind persönliche Fähigkeiten und Fertigkeiten notwendig. Die BeraterInnen sollten über „Kooperations-, Kommunikationsfähigkeiten und Fähigkeit zum Handeln in vernetzten Bezügen[45]" verfügen. Erst die Fach- und Sachkompetenz der BeraterInnen verleiht dem Gespräch Wichtigkeit und Bedeutung. Die Beratungskompetenz basiert einerseits auf guten Kommunikationsfähigkeiten, andererseits auf konsequenter und ständiger Ausbildung der BeraterInnen. Abt-Zegelin schreibt, dass Beratung zu den anspruchsvollen Tätigkeiten der Pflege gehört und Beratungskompetenz sich nicht von selbst ergibt, sondern durch Bildungsmaßnahmen angeeignet werden kann.[46] Beratung und Information sind höchst anspruchsvolle und verantwortungsvolle Tätigkeiten der Gesundheits- und Krankenpflege, die spezielle Qualifikationen erfordern.

Die Beratung noch während des Krankenhausaufenthaltes hat viele positive Effekte, sowohl auf die Krankenhausverweildauer als auch auf die Compliance.[47] Von einer gelungenen Beratung hängt der langfristige Erfolg des Medikamentenregimes, der Krankheitsbewältigung sowie eines gesundheitsförderlichen Lebensstils ab. Es gilt im Rahmen der Betreuung der PatientInnen während des stationären Aufenthaltes, aber speziell während der Beratung, sie mit grundlegenden Informationen über die neue Situation zu versorgen. Ziel der Beratung chronisch Kranker ist „die Förderung der Fähigkeit zum Selbstmanagement".[48] Die PatientInnen erlernen Sicherheit im Umgang mit ihrer Erkrankung.

Der reibungslose Übergang zwischen stationär und ambulant erfordert ein hohes Koordinationsgeschick und sollte im multiprofessionellen Team erfolgen. Ein weiterer Punkt, der vor allem für die (nieren)transplantierten Personen eine wichtige Rolle spielt, wäre ein „langfristig angelegtes Versorgungs- und Pflegekonzept".[49] Eine spezielle Herausforderung für die Pflege bei chronisch Kranken ist, dass sie in der Lage sein muss, das aktuelle Krankheitsgeschehen und die damit verbundene Krankheitsbewältigung mit langfristigen Plänen der Gesundheitsförderung in Verbindung zu bringen.

1.4 Methodik und Durchführung

1.4.1 Evaluation der Beratung von PatientInnen nach Nierentransplantation im Wiener Allgemeinen Krankenhaus

Zur Evaluation der Beratungsnachmittage auf der Station 20H des Wiener Allgemeinen Krankenhauses wurde ein Fragebogen entwickelt, nachdem eine unserer Mitarbeiterinnen zwei dieser Informationsgespräche besucht hatte. Die Fragen wurden mit Bezug auf die Inhalte des Beratungsgesprächs entworfen. Der Bogen gliederte sich in drei Hauptteile, die die Information über die vorgeschriebenen Medikamente, die Information über gesundheitsfördernde Verhaltensweisen, mögliche Komplikationen und notwendige Kontrollen sowie das Beratungsgespräch als solches betrafen (Verständlichkeit, Atmosphäre, Gelegenheit, Fragen zu stellen, Menge an Information etc.). Er wurde mit den Pflegepersonen der betreffenden Station und der Nierenambulanz besprochen, getestet und anschließend leicht modifiziert.

140 PatientInnen, die an mindestens einem der Beratungsgespräche teilgenommen hatten, füllten im Jahr 2002 den Bogen bei einem Nachbetreuungstermin in der nephrologischen Ambulanz des Allgemeinen Krankenhauses aus. Die Fragebögen wurden kodiert, in

den Rechner eingegeben und mit dem Statistikprogramm SPSS ausgewertet.

1.4.2 Qualitative Untersuchung zum Erleben und den Erfahrungen nierentransplantierter Menschen

Mit einem eigens zu diesem Zweck entwickelten Interviewleitfaden, bei dem auch die Erfahrungen aus der Evaluation des Beratungsgesprächs berücksichtigt wurden, wurden 22 Interviews mit nierentransplantierten PatientInnen gehalten. Es handelte sich dabei um Personen, die in der ersten Phase der Untersuchung einen Fragebogen ausgefüllt und sich dabei zu einem späteren Interview bereit erklärt hatten, und zwar um 16 Männer und 6 Frauen. Das Alter der Interviewten lag zwischen 31 und 75 Jahren.

Die Interviews wurden in unterschiedlichen Settings geführt; ihre Dauer betrug zwischen 20 Minuten und 1 ½ Stunden. Sie wurden auf Tonband festgehalten und anschließend transkribiert. Zusätzlich wurden Notizen über die Gesprächssituation und den Gesprächsverlauf angefertigt.

Nach der Fertigstellung der Transkripte wurde damit begonnen, die Interviews nach der Methode des „Zirkulären Dekonstruierens" auszuwerten. Das Prinzip dieses Verfahrens liegt darin, dass man sich um einen Text „in kreativen Gedankenschleifen intuitions- und theoriegeleitet bewegt"[50] und ihn anschließend so zusammensetzt, dass implizite Sinngehalte sichtbar werden. Auf diese Weise findet im Laufe der Analyse ein mehrfacher Perspektivenwechsel statt, der es erlaubt, neue Erkenntnisse zu gewinnen. In einer Art „Wellenbewegung" verlässt man zeitweise den Text, um intuitiv zu neuen Ideen zu gelangen; dann kehrt man wieder zum Text zurück und überprüft diese Ideen am Text, um zu sehen, „inwieweit diese Gedanken noch im Einklang mit der Textgestalt sind."[51]

Das Verfahren des „Zirkulären Dekonstruierens" sieht zwei Auswertungsphasen vor. In der ersten Auswertungsphase wird jedes Interview einzeln betrachtet; in sechs verschiedenen Schritten werden sogenannte „zentrale Kategorien" herausgearbeitet, die es ermöglichen, die Interviews miteinander zu vergleichen. Je weniger strukturiert diese sind, desto weniger vorgegebene formale Gliederungen fließen ein und desto größer ist der Spielraum für eigene, aus dem Datenmaterial gewonnene Strukturierungen und inhaltliche Ausdifferenzierungen.[52] Die zweite, vergleichende Auswertungsphase, die in eine „komparative Paraphrasierung" mündet, kann bereits beginnen, wenn die „zentralen Kategorien" für mehrere Interviews erarbeitet wurden; dies bedeutet, dass sich die beiden Phasen überschneiden können. Schließlich ist in einem weiteren Schritt zu überprüfen, in welchen vorzufindenden Theoriezusammenhang die theoretischen Ergebnisse einzuordnen sind, ob sie etwa eine bestehende Theorie bestätigen, differenzieren, anreichern oder in Frage stellen.[53]

Bei der Suche nach einem solchen Theoriezusammenhang zeigte sich eine deutliche Affinität der Resultate unserer Untersuchung zum Modell der Pflege chronisch Kranker von M. Grypdonck. Die aus den Interviews gewonnenen Ergebnisse können als eine Form der Ausdifferenzierung oder Anpassung dieser Theorie an die spezielle Situation nierentransplantierter Menschen betrachtet werden. Auf diese Weise konnten theoretische Erkenntnisse und empirische Ergebnisse aus den Interviews zu einer Synthese gebracht werden, die ein besseres Verständnis für die Lebenssituation dieser Kranken ermöglicht und die Grundlage für eine den konkreten Bedürfnissen angepasste Pflege darstellen kann.

2. Ergebnisse

Die Darstellung der Ergebnisse erfolgt in der Form, dass an zwei ausführliche Teile, die auf das Erleben der nierentransplantierten Personen fokussiert sind, ein etwas kürzerer Teil anschließt, der sich mit strukturellen Aspekten der Betreuungssituation befasst. Fast alle Kapitel stützen sich auf die Interviews, nur die Evaluation des Beratungsgesprächs basiert auf der Fragebogenuntersuchung. An geeigneten Stellen wird der Konnex zu vorhandener theoretischer Literatur hergestellt, insbesondere zum Modell der Pflege chronisch Kranker von Grypdonck.

Die Komplexität der Methode des „Zirkulären Dekonstruierens", die wir für die Auswertung der Interviews gewählt haben, macht eine Darstellung der Ergebnisse aus verschiedenen Perspektiven möglich. Es können einerseits einzelne Interviews als Ganzes in den Blick genommen werden, wodurch die Befragten als Personen auf dem Hintergrund ihrer konkreten Situation hervortreten. Charakteristische Aussagen erlauben es, die InterviewpartnerInnen aufgrund von Ähnlichkeiten in bezug auf wichtige Aspekte ihres Erlebens Gruppen zuzuordnen. Andererseits lassen sich einzelne Themen herausgreifen und quer über alle Interviews analysieren, was einen Einblick in gewisse Teilbereiche der Problematik – wie etwa Ängste und Unsicherheiten oder die Informationsvermittlung durch die professionellen Helfer – ermöglicht. Aus beiden Perspektiven heraus werden die Ergebnisse dargestellt.

Chronisch Kranke müssen die schwere Aufgabe bewältigen, ihr Leben unter den wechselnden Bedingungen, wie sie der Verlauf der Erkrankung mit sich bringt, zu gestalten. Wie die von uns interviewten nierentransplantierten Personen ihre eigene Situation erleben, was ihre Probleme und Ängste, aber auch ihre Erfolge und Freuden ausmacht, damit beschäftigt sich der erste Abschnitt der Darstellung mit dem Titel „Lebens-Erfahrungen". Durch ihre Krankheit – und im

Falle der Nierentransplantierten auch insbesondere durch den ärztlichen Eingriff – sind die Betroffenen jedoch auch genötigt, immer wieder mit den professionellen Helfern im Gesundheitswesen, vor allem mit Ärzten und Pflegepersonen, in Kontakt zu treten. Sie brauchen medizinische Kontrollen, Beratung, Medikamente usw. Dieser Aspekt des Lebens chronisch Kranker wird – immer aus der Sicht der Betroffenen – im zweiten Abschnitt unter dem Titel „Erfahrungen mit den professionellen Helfern" in den Vordergrund gerückt. Beide Aspekte können zu einem besseren Verständnis der Situation der Kranken beitragen und damit auch als Grundlage dienen, die professionelle Betreuung so zu gestalten, dass sie von den Kranken als hilfreich empfunden wird.

2.1 Lebens-Erfahrungen

2.1.1 Konzepte der Interviewten

Bei der gewählten Auswertungsmethode, dem „Zirkulären Dekonstruieren", werden zunächst in sechs Schritten aus jedem einzelnen Interview sogenannte „zentrale Kategorien" herausgearbeitet. Dann wird untersucht, welche dieser Kategorien in mehreren oder sogar vielen Interviews enthalten sind. Die wichtigsten „zentralen Kategorien", die bei der Analyse der Interviews mit den nierentransplantierten PatientInnen hervortraten, waren „ Leben wie normal", „Qualität des Lebens" und „Unsicherheit und Angst". Sie entsprechen den Konzepten, die die Interviewten verwenden, um zu beschreiben, wie sie ihre Situation nach der Transplantation erleben. Sie werden im Folgenden dargestellt.

2.1.1.1 „Leben wie normal"

Viele der von uns Interviewten lassen erkennen, dass „zu leben wie normal" für sie einen hohen Wert bedeutet. Manche sind froh und stolz darüber, dass sie dieses Ziel dank der Transplantation erreicht haben; andere können zwar nicht in jeder Hinsicht „normal" leben, aber sie können z. B. wieder „normal den Haushalt führen" oder „normal Urlaub machen". Diejenigen, die sich schlecht fühlen, beklagen, dass es ihnen nicht mehr möglich ist, „normal zu gehen", wie es ihnen früher möglich war.

Obwohl die von uns Interviewten den Begriff des „Normalen" auch im medizinischen Sinn verwenden, wenn sie z. B. konstatieren, ihre Blutwerte seien wieder normal, so stehen doch in vielen ihrer Aussagen beim Bezug auf das „Normale" nicht medizinische Befunde im Vordergrund. Es geht vielmehr um das „normale Leben", das ebenso verschiedenste Tätigkeiten, die man ausführt, umfasst wie die zwischenmenschlichen Beziehungen; auch „dieselben Ambitionen, wie jeder normale, gesunde Mensch sie hat" gehören dazu, wie es Herr Wittmann[54] ausdrückt.

Was dabei konkret unter „normal" verstanden wird, scheint stark durch die Bezugsgruppe bestimmt zu sein, der sich der Betreffende zugehörig fühlt. Für Herrn Pichler, der sich in seinem Dorf eine geachtete Stellung als einziger Akademiker im Ort erworben hatte, wäre es normal, besonders am Wochenende, auszugehen und mit den anderen zu trinken. Da er dies durch seine Krankheit nicht mehr darf, sieht er sich als Außenseiter:

> „Ich mein', ich geh' kaum mehr weg, net? Und, ich mein', ich darf, darf natürlich keinen Alkohol trinken. Na, die Jahre früher, ich mein', da in der Gesellschaft... im Dorf ... alle, alle trinken, wenn sie fortgehen. Und besonders am Wochenende, sind, sind, sind sie gut drauf, net? Jetzt also, wenn ich dort als Nüchterner hingeh', net, denk' ich mir: was... pf, ich, ich drück' das nur eine Stund' durch. Dann muss ich wieder gehen."

Für Herrn Preissl, Universitätsprofessor, bedeutet ein „normales Leben" hingegen u. a., zu festgesetzten Zeiten Vorlesungen halten oder an Besprechungen teilnehmen zu können. Für viele Menschen ist es normal, Urlaub zu machen, Reisen zu unternehmen, zu wandern oder Sport zu betreiben. Für jüngere Menschen bedeutet Normalität meist, berufstätig zu sein; mit Erreichung des Pensionsalters verändern sich die Maßstäbe.

Manche Interviewte sehen „normal" auch als einen Begriff an, der mehr oder weniger zutreffen kann. Herr Olbrich freut sich darüber, dass er als Diabetiker „wieder normaler leben" kann als vorher, obwohl er nicht mehr Rad fahren kann, weil er nicht imstande ist, beim Aufsteigen „normal" mit dem anderen Fuß anzuschieben. Für Frau Hutter ist es ein Trost, dass sie „relativ normal" leben kann im Vergleich zu anderen, die ärgere Behinderungen haben als sie. Einen absoluten Gegensatz zwischen „normal" und „nicht normal" postuliert hingegen die Gattin von Herrn Völkl, der mit seinem Leben als Nierentransplantierter sehr unzufrieden ist, wenn sie von ihrem Mann sagt: „Er wird nie mehr normal leben können."

Auch in bezug auf kleinere, vorübergehende Krankheiten möchten die Interviewten „normal" reagieren können. So spricht z. B. Herr Binder von „normalen Knieschmerzen" und Herr Wittmann ist froh, dass bei ihm seit einer Lungenentzündung, die in Zusammenhang mit der Nierentransplantation stand, bisher keine ernsteren Erkrankungen aufgetreten sind, er hatte nur

> „ganz normal, wie jeder normale Mensch, ein Gripperl oder so... das ist vernachlässigbar."

Im Gegensatz dazu bedauert Herr Pichler, dass er nicht wie andere auf eine Erkältung reagieren kann:

„Wenn einer normal die Grippe hat“, sagt er, „dann legt er sich eben drei Tage rein oder eine Woche rein. Bleibt im Bett. Und trinkt Tee oder was weiß ich. Und dann, dann passt das wieder, net? Ich, ein Nierentransplantierter – das, das, das geht nicht. Weil der Körper zu schwach ist, net? Weil das Immunsystem eben, eben, eben runtergedrückt ist, dass er, dass er die Grippe selber besiegt. Das heißt, der muss in das Spital – und muss Antibiotika kriegen, net?“

In ähnlicher Weise bedauert Frau Schubert, dass sie sich die Zähne nicht „normal bei einem Zahnarzt“ ziehen lassen kann. Denn, „sollte irgend etwas sein“, braucht sie sofort die Hilfe der nephrologischen Station.

Eine weitere Bezugsgruppe, die für den Begriff des „Normalen“ eine Rolle spielt, ist die Gruppe der Nierentransplantierten, der „Kollegen“, wie manche Männer sagen. Wenn man sich in mancher Hinsicht schon nicht mit Gesunden vergleichen kann, so ist es doch ein Trost, dass es vielen Leidensgenossen ebenso geht wie einem selbst. Das „Bibbern“ vor der Information über die Werte der Kontrolluntersuchungen bezeichnet Herr Wittmann als „ganz normal“; nach Herrn Binder ist es eine „normale Sache“, die Medikamente regelmäßig zu nehmen oder bei gewissen Aktivitäten aufzupassen; es ist die Rede von „normalen Medikamenten“ im Gegensatz zu außergewöhnlichen. Daher beruhigt es auch die Kranken, wenn ihnen von ÄrztInnen oder Pflegepersonen erklärt wird, dass ein bestimmtes Symptom in ihrer Situation normal ist:

„... sind die Oberschwestern gewesen, die sich gut ausgekannt haben, die immer wieder Information gegeben haben, bei der Tabletteneinnahme oder wenn ich irgendwas gefragt habe: ‚Da hab' ich Schmerzen, was

> könnt' das sein?' und so weiter. ‚Nein, das ist normal, das passt'"

erzählt Herr Swoboda. Andererseits verursacht es Unsicherheit, nicht zu wissen, was für einen Nierentransplantierten „normal" ist. Frau Brenner meint, dass es schon schwierig sei,

> „wenn man – ich mein' – das erste Mal in seinem Leben eine Operation hat, und wenn man überhaupt nicht weiß, wie der Zustand danach ist, und ob man jetzt zu einem Hypochonder wird, weil man bei jedem Mal zwicken irgendwo in der Magengegend oder so sich denkt: Oh Gott, ist da jetzt irgendwas, was jetzt was zu bedeuten hat, oder ist das eh' völlig normal..."

Frau Schubert berichtet, dass ihr im Spital eingeschärft wurde, sie solle, wenn irgend etwas, egal was, nicht normal sei, sich in ein Taxi setzen und ins Spital kommen. Als sie einmal sehr starke Schmerzen in der Herzgegend verspürte, hat sie sich an diese Mahnung erinnert und die Rettung gerufen. Bei kleineren Beschwerden dürfte ihr aber die Unterscheidung nicht leicht fallen. Auf das Beratungsgespräch angesprochen, antwortet sie:

> „Man weiß ja auch gar nicht, was man fragen soll... Ich mein', Fragen – Fragen kann ich dann stellen, wenn ich zum Beispiel g'spür, es geht mir nicht gut. Dann kann ich gezielte Fragen stellen. Aber – ich weiß ja nie, ist das normal, ist das nicht normal?"

2.1.1.2 Qualität des Lebens

Die Bedeutung der Lebensqualität für chronisch Kranke

Ein weiteres Konzept, das in den Interviews deutlich wird, ist die Qualität des Lebens der Kranken, die „Lebensqualität“. Manche InterviewpartnerInnen verwenden dieses Wort explizit zur Beschreibung ihrer Situation, andere drücken Ähnliches mit eigenen Worten aus. Häufig wird Lebensqualität als Maßstab genommen, um Verbesserungen oder Verschlechterungen des gesundheitlichen Zustands auszudrücken:

> „Es ist eine Steigerung der Lebensqualität ca. um 180 Prozent, sag' ich einmal“

ist die spontane Antwort von Frau Hutter, als sie danach gefragt wird, wie es ihr nach der Nierentransplantation geht. Für Frau Nowotny hat sich die Lebensqualität um 100 Prozent verbessert; Herr Olbrich spricht sogar von 1000 Prozent.

Für die Nierentransplantierten – und vermutlich für chronisch Kranke generell – ist die Qualität des Lebens sehr stark mit dem verbunden, was man selbst tun kann:

> „Es geht einfach darum, *das* machen zu können, was man machen möchte“

formuliert es Herr Schwarz; es gehe darum, Spaß daran zu haben. Herr Schwarz denkt dabei hauptsächlich an den Sport. Viele Befragte bringen das Wort „Lebensqualität“ in Verbindung mit Bewegung, Sport, aber auch mit dem Essen. Für Herrn Rauch besteht die Lebensqualität, die er nach der Transplantation wiedergefunden hat, darin, dass er sich frei bewegen kann, essen und trinken kann, was er früher gegessen und getrunken hat, keine Atemprobleme hat. Während der Zeit der Dialyse war für ihn

> „fast kann man sagen, keine Lebensqualität mehr da."

Dies ging so weit, dass er heute sagt:

> „Also, ich bin eigentlich im Großen und Ganzen nur daheim herumgelegen. Wissen Sie, was ich mein'? Und da hat man sich manches Mal denkt: Na also, wirklich wahr, das ist kein Leben mehr. Da hat man so richtig manches Mal denkt, da hat man denkt: Hörst, ich muss dir ganz ehrlich sagen, da wär's ja besser, es wär' aus, net?"

Für Frau Hutter ist das Tanzen wichtig:

> „Ich gehe dreimal in der Woche, wenn nicht Sommerferien sind, griechisch tanzen, also das heißt, ich betreibe Sport für *meine* Begriffe, andere gehen Tennis spielen oder joggen oder sonst was, und ich gehe halt tanzen. Also das heißt, das ist auch eine Steigerung der Lebensqualität, einfach von der Mobilität her, von sich selber spüren wieder, draufzukommen, man kann einfach wieder Dinge machen, die man vorher nicht machen hat können..."

Diese Lebensqualität, so sagt Frau Hutter, „genieße" sie. Frau Nowotny meint:

> „Natürlich ist meine Lebensqualität besser geworden, ich bin nimmer so müd' wie vorher, das seh' ich im nachhinein natürlich erst. Ich darf weitaus mehr essen,

> ich brauch' nicht so strenge Diätvorschriften einhalten, wie ich es vorher musste."

Wie das letzte Beispiel zeigt, werden gewisse Einschränkungen, etwa beim Essen, durchaus hingenommen; sie sollten jedoch nicht zu rigide sein. Herr Ramharter, der der Meinung ist, bei der Diätberatung seien ihm zu viele nicht unbedingt nötige Vorschriften gemacht worden, und der diese deshalb auch nur teilweise einhält, betont:

> „Ich bin überzeugt, wenn ich all die Diäten eingehalten hätte, die die diversen Damen vorschreiben, dann würde es mir so schlecht gehen, dass ich nicht einmal..." (lacht)... „Aber ich meine, die Lebensqualität muss auch von irgendwo herkommen. Es ist besser, man lebt zwei Wochen weniger, als einen schlechten Dauergrant irgendwie, weil man nicht das kriegt, was man will."

Im weiteren Verlauf des Gesprächs berührt Herr Ramharter dieses Thema noch einmal:

> „Ich glaube, dass man durch diese fehlende Lebensqualität, wenn man den Leuten soviel nimmt von ihrer Lebensfreude, die sich ja im Essen widerspiegelt, dass dies auch zu einer Verschlechterung des Zustands führt."

Was gegeben sein muss, damit jemand seine Lebensqualität als sehr gut beurteilt, ist von Mensch zu Mensch verschieden. Es ist daher fraglich, ob es sinnvoll ist, die Lebensqualität chronisch kranker Menschen mit Skalen zu messen und Vergleiche anzustellen. Bezeichnenderweise spricht Herr Ramharter von einer „guten Lebensqualität, die man sich selber wünscht."

In unseren Interviews werden aber auch viele Faktoren deutlich, die die Qualität des Lebens der Befragten beeinträchtigen: Angst oder Unsicherheit, negative Reaktionen der Umwelt, aber auch manche durch die Therapie verursachten Probleme wie die Notwendigkeit regelmäßiger Einnahme von Medikamenten oder Kontrolltermine, durch die sich die Kranken in ihrer Lebensführung eingeengt fühlen. Hier sollen nur einige Beispiele angeführt werden, in denen die Medikamente mit einer Verminderung der Lebensqualität in Beziehung gebracht werden; andere Beispiele sind in den folgenden Kapiteln zu finden.

Herr Hübl erzählt, es gehe ihm besser, seit er ein neues Medikament erhält, trotzdem leidet er noch an Nebenwirkungen:

> „Die Lebensqualität ist jetzt schon besser, nur – am Vormittag mit den Medikamenten haut's mich noch immer zusammen bis um 10, ½ 11..."

Über die Notwendigkeit, sehr viele Medikamente zu bestimmten Zeiten nehmen zu müssen, klagt Herr Völkl:

> „Ich muss, wenn wir fortfahren oder etwas, ich muss – in der Früh hab' ich elf Pulver jetzt momentan, am Abend zehn – das immer dann mitnehmen und so weiter und zur gewissen Zeit immer nehmen und alles, und das ist alles eine, eine Belastung."

Besonders stark macht die Medikamenteneinnahme wegen der daraus resultierenden Infektanfälligkeit Frau Arnold zu schaffen. Im Interview hilft sich Frau Arnold mit Ironie, wenn sie ihre Situation zuerst als „keine besonders tolle Lebensqualität" umschreibt:

> „... und das ist jetzt mein Problem nach fast zwei Jahren, dass ich eben aufgrund der Medikamente – sprich der

> Immunsuppression – unheimlich anfällig bin für Infekte, für Infektionen jeglicher Art. Und es ist also bei mir so weit gegangen, dass ich eine Tuberkulose jetzt mittlerweile aufgefangen hab'. Und das ist dann natürlich keine besonders tolle Lebensqualität, wenn man nierentransplantiert ist, und dann – ist das besser dann, sind wieder Pilze da, weil man wieder Unmengen von Antibiotika dazugenommen hat..."

Etwas später formuliert Frau Arnold es so, dass diese Infektanfälligkeit „ihre Lebensqualität unheimlich beeinträchtigt." Manche PatientInnen zahlen also für die Therapie durch die Transplantation einen hohen Preis.

„Qualität des Lebens" ist nicht identisch mit „Leben wie normal"

Fürs Erste scheinen die beiden Konzepte „Qualität des Lebens" und „Leben wie nomal" ähnlich zu sein, und tatsächlich überschneiden sie sich auch in den Aussagen einiger InterviewpartnerInnen. Sie sind aber nicht identisch.

Der Wunsch, „zu leben wie normal", orientiert sich hauptsächlich an den anderen und an gesellschaftlichen Maßstäben. Für Menschen – insbesondere Männer – die noch nicht das Pensionsalter erreicht haben, gehört vor allem die berufliche Arbeit dazu. Man möchte „normal arbeiten gehen können", „normal berufstätig sein", aber auch eine normale Leistungsfähigkeit besitzen und im Beruf konkurrenzfähig sein.

> „Ich kann zumindest für mich in Anspruch nehmen, dass ich von meiner Leistungsfähigkeit her und natürlich auch von meiner Verfügbarkeit her, mich nicht von irgend einem anderen normalen Kollegen unterscheide",

sagt Herr Preissl mit einem gewissen Stolz. Für Frauen gehört meist auch dazu, „den Haushalt normal zu führen."

„Normal leben" heißt weiters, nicht aufzufallen, etwa dadurch, dass man bei vielem nicht mithalten kann. Auch in der Zeit, als er dialysiert werden musste, berichtet Herr Preissl, sei es „offenbar niemandem aufgefallen, dass da etwas nicht in Ordnung war." Und es heisst für die Betroffenen schließlich auch, „normal" behandelt zu werden von Familie und Freunden, was nicht nur bei Herrn Preissl, sondern auch bei Herrn Ramharter und Herrn Lindner deutlich wird.

Das Konzept „Qualität des Lebens" orientiert sich im Gegensatz dazu mehr an den eigenen Zielen, den persönlichen Wünschen und Prioritäten. Vergleichsmaßstab sind weniger die anderen als das, was man selbst früher gern getan hat oder tun konnte. Der vielleicht größte Unterschied zwischen den beiden Konzepten liegt jedoch darin, dass eine gute Lebensqualität auch dann noch erlebt werden kann, wenn es die Folgen der chronischen Krankheit schon lange nicht mehr ermöglichen, „normal" zu leben, also alles das zu tun, was die anderen Mitglieder der betreffenden Bezugsgruppe tun. Die Ansprüche an die Lebensqualität können verändert werden, und chronisch Kranke müssen dies auch häufig tun. Je größer die unvermeidlichen Einschränkungen und je enger der Spielraum wird, den die Kranken haben, umso wichtiger wird es für sie, Prioritäten zu setzen. Und hier, an diesem Punkt fortschreitender Krankheit, nähert sich das Konzept der Lebensqualität, wie es in dieser Untersuchung verstanden wird, dem Konzept Grypdoncks vom „Finden von Sinn im Leben". Chronisch Kranke definieren häufig, schreibt Grypdonck, was das Leben lebenswert macht. Sie sagen: „If I only can..."[55], wobei sie ihre Ziele oft auch mit dem Fortschreiten der Erkrankung ändern müssen. Mit dem Begriff „Lebensqualität" ausgedrückt, hieße dies, die Kranken setzen fest, was noch gegeben sein muss, um ihrem Leben Qualität zu verleihen. Dies mag manchmal den Außenstehenden wenig erscheinen, für die Betroffenen kann es jedoch viel bedeuten. F. Hartmann berichtet von einer Rheumapatientin mit schwerer Bewegungsbehinderung, die sagte, sie fühle ihre Lebensqualität nicht beeinträchtigt, solange sie mit anderen kommunizieren könne.[56] In einer unserer Studien antwortete eine gelähmte Patientin mit schweren Schluckbeschwerden, die zu Hause von Sohn, Schwiegertochter und Hauskrankenschwester betreut wurde, auf die Frage, was sie noch alleine machen könne, mit dem einen Wort: „sprechen".[57]

"Health within illness"

Ein anderes, vor allem in der englischsprachigen Literatur zu findendes theoretisches Konzept, das ebenfalls den Grundgedanken enthält, dass Menschen trotz chronischer Krankheit ihre Lebensqualität als gut beurteilen können, wird als „health within illness" bezeichnet. Verschiedene Studien bei chronisch Kranken oder Behinderten haben gezeigt, dass sich diese durchaus auch gesund fühlen können und Gesundheit und Krankheit nicht als Dichotomie verstanden werden muss.[58] Das Ergebnis einer Untersuchung von C. L. McWilliam et al., dass „for older people with chronic illness health means being able to do the things they want to do"[59] entspricht der weiter oben zitierten Aussage, die Herr Schwarz in unserer Studie in bezug auf die Qualität seines Lebens macht: „Es geht einfach darum, *das* machen zu können, was man machen möchte." Herr Schwarz, der erst 31 Jahre alt ist, zählt sicherlich nicht zu den älteren Menschen, doch zeigt die Ähnlichkeit der Aussagen die Verwandtschaft der Konzepte. Freilich ist „Gesundheit" in diesem Sinn für chronisch Kranke nicht selbstverständlich. Die Kranken, die McWilliam interviewte, beschreiben Gesundheit als einen „Balanceakt". „To be healthy with chronic illness, the balancing act often meant having to consciously sort out what ‚doing' meant to them and balancing ‚want to dos' with perceived ‚can dos' and ‚need to dos'."[60]

„Gesundheit" bedeutet für chronisch Kranke jedoch nicht nur die Möglichkeit der Ausführung von Tätigkeiten. Lindsey zeigt in ihrer Untersuchung, die sie nach der Methode der interpretativen Phänomenologie durchgeführt hat, die vielen Facetten auf, die der Begriff „Gesundheit" für die von ihr interviewten chronisch Kranken hatte. Unter anderem gehörte dazu die Fähigkeit, eigene Entscheidungen zu treffen, oder die Möglichkeit, geistig zu wachsen und sich weiterzuentwickeln. Beziehungen zu den Mitmenschen wurden ebenso genannt wie religiöse Erfahrungen. Für manche ist es wichtig, in der Phantasie die Grenzen des behinderten Körpers zu überschreiten. „Gesundheit" kann auch bedeuten, erleben zu können: „I can live life to the fullest, even if I have no physical ability. I can still live life to the fullest because where I am living life is from within."[61]

2.1.1.3 Unsicherheit und Angst

Unter der Bezeichnung „chronische Krankheit" werden sehr verschiedene Zustände zusammengefasst, die unterschiedliche Belastungen und Anforderungen an die Betroffenen mit sich bringen können. Eine bemerkenswerte Einteilung der chronischen Krankheiten in sechs Gruppen, die zeigen soll, dass verschiedene Arten chronischer Krankheit auch ganz verschiedene Zugänge von Seiten des Arztes erfordern, stammt von F. Hartmann. Er unterscheidet:

1. Fortdauernde Krankheiten (z. B. chronische Bronchitis)
2. Lebens- oder lebensphasenbegleitende Leiden (z. B. Psoriasis oder Ulcus duodeni)
3. Symptomlose oder -arme Krankheiten mit dauernder Behandlungsbedürftigkeit: Bedingt Gesunde (z. B. Diabetes mellitus oder coronare Herzkrankheiten)
4. „Geheilte" Krankheiten, die Erlebnisspuren von dauernder Gefährdung hinterlassen (z. B. maligne Tumoren oder Krankheiten, bei denen eine Organtransplantation ausgeführt wurde)
5. Defektheilungen mit Mängeln des Gebrauchs- oder Selbstbildwertes (z. B. Amputationen oder entstellende Narben)

6. Seelische Krankheiten mit zweifelhafter Heilbarkeit (z. B. Psychosen oder Süchte).[62]

Die von uns interviewten Personen sind der Gruppe vier zuzuordnen. Ähnlich wie bei KrebspatientInnen, deren akutes, lebensbedrohliches Leiden durch die modernen Behandlungsmethoden in ein chronisches umgewandelt wird, werden auch hier die schweren Beeinträchtigungen der Gesundheit, die ein Nierenversagen mit sich bringt, beseitigt, ohne dass der oder die Betroffene wirklich unabhängig von der Medizin wird. Aus dem unmittelbar gefährdeten Menschen wird ein bedrohter Mensch, während andere Symptome chronischer Krankheiten, wie etwa Behinderungen oder Schmerzen, in den Hintergrund treten. Dass Angst vor der unsicheren Zukunft ein wichtiges Thema für Nierentransplantierte ist, ergibt sich daraus folgerichtig.

„Ich mein', dass die Niere ewig hält, das wär' ein Wunder"

In den Studien zur Belastungssituation nierentransplantierter PatientInnen[63] steht die Angst vor der Abstoßung der neuen Niere an erster Stelle. Weitere dort angeführte Ängste hängen mit der immunsuppressiven Therapie zusammen, insbesondere mit der Gefahr, die eine Infektion mit sich bringt. Diese beiden Gruppen von Sorgen und Belastungen werden auch immer wieder von unseren Interviewpartnern geäußert; es zeigte sich jedoch, dass sie je nach Lebenssituation und Persönlichkeit der Betroffenen sehr verschiedene Formen annehmen können.

Aus den Aussagen der meisten Kranken, die wir interviewt haben, ist ersichtlich, dass sie sich der Tatsache bewusst sind, dass die Niere, die sie erhalten haben, nicht zeitlich unbegrenzt funktionieren wird oder zumindest nicht funktionieren muss. Herr Schwarz, mit 31 Jahren einer der Jüngsten unter den von uns Befragten, rechnet sogar fix damit:

> „Das wird nicht die letzte Transplantation gewesen sein – irgendwann wird das wieder kommen... Wird sich auch meistern lassen."

Herr Schwarz spricht nicht viel von Angst, er leugnet sie aber auch nicht. Er schildert sich als einen Menschen, der es nicht für gut hält, lange vorher über die Dinge nachzudenken; es sei besser, sich erst knapp vorher mit ihnen zu beschäftigen

> „Die Angst kommt dann erst ... genau einen Tag davor."

Anders ist die Situation bei Herrn Rauch, dem es in der Zeit der Dialyse sehr schlecht gegangen ist. Er fürchtet sich davor, „das alles" noch einmal mitzumachen, er meint, das würde er nicht verkraften.

Herr Pichler schildert seine Gedanken über eine mögliche Abstoßungsreaktion ausführlich:

> „Man hört so: Ja, neue Niere – neues Leben, net? Das stimmt zwar in einer gewissen Weise schon, aber andererseits ist das Leben nicht so wie vorher. Überhaupt nicht so wie vorher... Angst ist ein ständiger Begleiter von mir, net? Angst eben, dass die Niere wieder abgestoßen wird, net? Was ja irgendwann wahrscheinlich passieren wird, net? Weil, ich mein, dass die Niere ewig hält, das wäre ein Wunder, net? Ich mein, ... wenn sie zehn Jahre hält, muss man Gott danken, net? Und, dieses, das kann aber eben drei Monat' halten, drei Jahr' halten. Das weiß man nicht, wann das kommt, net? ... es müssen anscheinend überhaupt keine Ursachen da sein. Das wird einfach irgendwann abgestoßen oder es treten irgendwelche anderen Komplikationen auf..."

„Diese zwei Tag' zwischen Blutnehmen und Telefonanruf"

Die Angst vor einer möglichen Abstoßungsreaktion kann durch äußere Anlässe verstärkt bzw. akut werden. Ein solcher Anlass sind für viele der Interviewten die regelmäßig wiederkehrenden Kontrollen der Blutwerte. Herr Pichler, bei dem das Thema Angst so sehr im Vordergrund steht, dass wir als Motto für das Interview seine Aussage „Angst ist ein ständiger Begleiter von mir" gewählt haben, nennt diese Kontrollen als erstes bei der Schilderung seiner Probleme:

> „Ich mein', ich hab' jetzt im Abstand von zwei Monat' immer die Kontrolle im AKH Wien. Und ich versuch' eben jetzt bezüglich der Niere eben so zu leben, dass die Werte okay sind, wenn ich rauffahr'. Das Rauffahren in den zwei Monat', das ist schon alleinig eine..., das ist immer total mit Angst auch verbunden, net?... Also diese zwei Tag' zwischen Blutnehmen und Telefon..., Telefonanruf, also die sind auch immer mit verstärkter Angst erfüllt, net?"

Herr Pichler erzählt, dass er, um diese zwei Tage zusätzliche Ungewissheit zu vermeiden, in der Ambulanz manchmal „irgendetwas vorgespielt", d. h. irgendwelche Beschwerden angegeben hat, um den wichtigsten Befund, den Kreatininwert, sofort zu erhalten.

Wie andere Befragte, so sagt auch Herr Pichler, dass in der ersten halben Stunde nach Beginn der zwei Stunden, innerhalb derer man im Krankenhaus anrufen kann, um die Befunde zu erfahren, die Telefonnummer ständig blockiert ist. Er nimmt dies als Beweis, dass es vielen anderen auch so geht wie ihm:

> „Wenn man da anruft um drei – man kommt nicht durch, net? Man kommt die erste halbe Stund' nicht durch. Weil alle gleich um drei das wissen wollen. Da

ruft keiner wahrscheinlich an zehn vor fünf. Weil da kommt man sofort durch."

Herr Wittmann hat sich hingegen an dieses Warten zwei Tage nach dem Ambulanzbesuch schon gewöhnt, es habe sich schon „ein bissl eingespielt", wenn man viel zu tun hat, verdränge man das sowieso. Sehr arg sei jedoch in der Zeit unmittelbar nach der Transplantation das Warten nach der Blutabnahme in der Früh bis zur Visite gewesen, bei der man erst das Resultat erfuhr:

> „Die schlimmste Situation nach der Transplantation – ich glaub', das geht sehr vielen Patienten so – das ist einfach genau der Zeitpunkt, wenn in der Früh das Blut abgenommen wird – und genau dieses Warten zwischen dieser Abnahme bis zur Visite. Also da gibt's sehr viele, gibt's wirklich viele Patienten, die dann wirklich auszucken, quasi, nicht? Das heißt, da liegt man im Bett und weiß nicht, was man machen soll. Wie, wie schaut das jetzt aus? Weil genau *das* der Punkt ist, nicht?"

Von einem anderen Zeitpunkt verstärkter Besorgnis spricht Herr Ramharter. Für ihn, der selbst Arzt ist, sich auf dem Gebiet der Nierentransplantation jedoch nicht so gut auskennt, steht die Sorge im Vordergrund, er könne „zu völlig falschen Ärzten" kommen. Daher ist das Wochenende eine Zeit der „Grundangst", da er beim Auftreten von Problemen in dieser Zeitspanne wahrscheinlich die Hilfe von Ärzten in Anspruch nehmen muss, die ihn nicht kennen und sich vielleicht auch mit Nierentransplantationen nicht auskennen. In die gleiche Richtung geht auch Herrn Ramharters Bemerkung, dass es eine „grundfalsche Entscheidung" gewesen sei, das „Einjahresprogramm" (eine jährliche Untersuchung) den niedergelassenen Ärzten zu überlassen.

An diesen Beispielen wird sichtbar, wie die Angst der Betroffenen durch Momente verstärkt wird, die in der Struktur der Gesundheitsversorgung liegen. Es müsste möglich sein, hier Mittel und Wege zu finden, um diese zusätzlichen Belastungen zu beseitigen.

„Die Niere könnte sich irgendwie beleidigt fühlen"

Manche Kranke sehen eine eventuelle Abstoßung der neuen Niere als eine Art „Schicksal" an, von dem es ungewiss ist, wann es kommt, wie es die oben zitierte Aussage von Herrn Pichler (zehn Jahre – drei Monate – drei Jahre) beinhaltet. Andererseits befürchten sie jedoch auch, sie könnten etwas falsch machen und dadurch eine Abstoßung provozieren. Sie bemühen sich um eine exakte Einhaltung der medikamentösen Therapie, sie rufen sofort bei professionellen Helfern an, wenn etwas Ungewohntes auftritt, oder sie sind besorgt, dass sie der Niere zuviel zumuten könnten, wie Herr Swoboda, der sich nicht im Klaren ist, wie viel Druck durch den Gürtel die Niere verträgt:

> „Man hat ja gleich Angst, wenn man sitzt und das schnürt einen ein, halt die Niere könnte sich irgendwie beleidigt fühlen, net."

Herr Wittmann schildert den Versuch, einen praktikablen Mittelweg zwischen echter Gefährdung und zu großer Vorsicht zu finden: Der Patient

> „sollte das Risiko am Anfang natürlich gering halten – irgendwann muss man aber auch austesten können..., in einen Grenzbereich reinkommen bis zu einem gewissen Grad, ohne jetzt wirklich gesundheitsgefährdend unterwegs zu sein. Aber man muss schon sich langsam herantasten, nicht? Am Anfang war der Horror natürlich, mit einem öffentlichen Verkehrsmittel zu fahren, nicht? Erstens hat sowieso alles wehgetan und dann natürlich die

Wunde, die Drängerei da drinnen – da tastet man sich wieder heran an diese, diese Sachen. Und das ist das, was der Patient lernen muss. Die Medikamente nimmt er sowieso, wenn er halbwegs vif ist..."

Herr Schwarz antwortet auf die Frage, ob er Angst vor Komplikationen habe:

„Wenn's kommt, kommt's. Das ist grad' bei der Transplantation so – natürlich kann man sie herausfordern wahrscheinlich, indem man die Medikamente nicht nimmt, sich jeden Tag betrinkt. Oder ich weiß nicht. Geht sicher. Aber im Normalfall, wenn man sich an die Sachen hält, hat man wenig Einfluss darauf."

„Jeder fünfte rennt mit Gripp' herum"

Eine andere Bedrohung der Kranken ist durch die immunsuppressive Therapie bedingt, nämlich die Gefahr, die jede Infektion mit sich bringt. Herr Ramharter, der an und für sich mit dem Erfolg der Transplantation sehr zufrieden ist, meint, es sei jetzt die Angst da,

„irgendwelche Bakterien aufzuschnappen, was weiß ich, Blasenentzündung oder so irgend etwas, ja."

Jede Grippewelle kann Grund zu verstärkter Besorgnis sein; bei jeder Begegnung mit anderen Menschen, ob beruflich, bei gesellschaftlichen Anlässen oder in öffentlichen Verkehrsmitteln, kann jemand dabei sein, der verkühlt ist. Herr Pichler geht aus diesem Grund im Winter überhaupt nicht mehr aus:

„Im Winter: jeder, jeder, jeder fünfte rennt mit Gripp' herum, net? Die fängt man ja gleich, net? Als Immunsupprimierter, net? So jetzt denk' ich mir: ich möcht'

> gern auf Wien rauffahren, dort ist ein Konzert irgendwo ... Da ist's gerammelt voller Leut'. Na, irgendwo fang' ich die Gripp'. Fahr' ich gar nicht hin, net?"

Andere Nierentransplantierte fahren nicht gerne mit den oft überfüllten öffentlichen Verkehrsmitteln, in denen man sich leicht anstecken kann.

Herr Miller, dessen Interview wegen Problemen der sprachlichen Verständigung schwer interpretierbar ist, gibt als Grund dafür, dass er nicht in eine Selbsthilfegruppe gehen wolle, an:

> „Ich weiß, da sind immer wieder kranke Leute drinnen, dann bin ich auch wieder krank, das hat eigentlich keinen Sinn."

Offen bleibt dabei, ob er mit diesen Worten die Gefahr einer Infektion meint oder die Befürchtung, die anderen könnten ihn vielleicht mit Gefühlen wie Traurigkeit etc. anstecken – möglicherweise ist beides in seinen Worten enthalten.

Sich auf den Körper nicht verlassen können

Grypdonck schildert anschaulich, wie die Tatsache, dass man sich auf den eigenen Körper nicht mehr verlassen kann, das tägliche Leben beeinträchtigt: „Many persons with a chronic illness feel that their body betrays them: it makes default at the crucial moment. Unexpected complications or exacerbations make hospitalisation necessary at times when it is really inconvenient, and participation in meaningful activities is severly hampered by these unannounced absences. When an important event is on the horizon, the person with a chronic illness never is sure he will be able to attend or participate."[64]

Während die Angst vor der Abstoßung der Niere eher auf langfristige Folgen zielt, ist es vor allem die Infektanfälligkeit infolge der Therapie, die bei einigen der von uns Interviewten die gleiche Unsicherheit hervorruft, wie sie Grypdonck beschreibt. Frau Arnold, die nach eigenen Worten nicht nur Tuberkulose hat, sondern auch „von einem Harnwegsinfekt in den anderen hineinrutscht", das heißt, „seit zwei Jahren *nur* Infekte hat", fühlt sich dadurch unter anderem in ihrer Tätigkeit als Geschäftsfrau schwer beeinträchtigt:

> „Ich kann nicht planen jetzt. Ich kann nicht sagen, wie eben eine Geschäftsfrau sagen würde – wenn ich jetzt im Geschäftsbereich bleibe – ich fahre jetzt in zwei Wochen nach München auf die Messe und dort werde ich schauen, dass ich neue Ware krieg' – ich kann nicht, weil zwei Wochen..., in zwei Wochen kann alles anders sein. Das ist mir schon so oft bewiesen worden, dass das einfach nicht so geht."

Viele Interviewte berichten, dass sie jetzt viel genauer auf die Signale ihres Körpers achten. Die meisten von ihnen setzen dies bewusst ein, um ihrem Körper das zu geben, was er braucht.

> „Keiner kennt seinen Körper besser als der Patient selbst, da weiß man wo, wie", sagt Herr Ramharter. „Man muss auf den Körper hören, man ist ja sich selbst sehr nah und weiß, was einem gut tut. Ich glaube, dass jeder Körper sich das wünscht, was er braucht..."

Und eine der Aussagen von Herrn Preissl ist:

> „Also ich versuche, nicht nur ein kooperativer Patient zu sein, sondern eben auch meinen Körper einigermaßen zu beobachten, um selber im Bedarfsfall Alarm zu schlagen, wenn mir irgendwas nicht koscher vorkommt..."

Bei den Kranken jedoch, die mit ihrem Leben nicht zufrieden sind, die zu der Gruppe gehören, die nach Grypdonck Leidende im eigentlichen Sinn sind, kann dieses Beobachten des eigenen Körpers zur Belastung werden. Herr Pichler schildert seinen Zustand so:

> „Ich weiß gar nicht, wie ich das beschreiben soll jetzt. Dieses In-sich-Hineinhören. Jaja. Na, das In-sich-Hineinhören ist was..., ist ganz, ganz ausgeprägt bei mir, net? Ich mein', ich mein', jeder, jeder, jeder Rumpler im Darm – jede, jedes, jedes Frösteln, jedes kurze Frösteln, jedes... (seufzt). Dann will der Harn längere Zeit nicht kommen. Blutdruck ein bissel zu hoch. Die Nierenwerte einmal, zum Beispiel... einmal war das Kreatinin 1,13... Das nächste Mal war's 1,31. Jetzt fährt man dann zwei Monat' später schon wieder mit einer derartigen Angst rauf... Wenn's jetzt wieder steigt, net? ... Aha, das steigt permanent dann, na, da ist die Angst voll da."

Bei manchen Kranken kann es nach Grypdonck zu einer Entfremdung ihres eigenen Körpers kommen, zu einem „Nach-außen-Stellen" des betroffenen Körperteils.[65] Was es für Transplantierte bedeutet, wenn ein tatsächlich fremdes Organ, das sie in sich tragen – im Fall der Nierentransplantierten sogar an völlig unphysiologischer Stelle – den Dienst zu verweigern droht, ist noch in keiner Weise erforscht.

2.1.2 Lebens-Einstellungen

Betrachtet man jedes der von uns geführten Interviews, so wie sie nach der Methode des „Zirkulären Dekonstruierens" ausgewertet wurden, als Ganzes und gruppiert die Interviews nach der Art, wie die Betroffenen ihre Situation darstellen, so kann man die befragten Personen drei Gruppen zuordnen. Dabei sind vor allem die Aussagen wichtig, die sich auf die oben geschilderten „Konzepte“ der Befragten beziehen: wieweit diese ihre Situation normalisieren konnten bzw. als „normal“ empfinden, was für sie Qualität des Lebens bedeutet und was sie davon verwirklichen können, und wie sie mit der Bedrohung umgehen, die von der Möglichkeit einer Abstoßungsreaktion der Niere ausgeht. Einerseits spielen dabei objektive Faktoren wie zusätzliche Krankheiten oder eingetretene Komplikationen eine Rolle, andererseits jedoch auch subjektive Einstellungen und Verhaltensweisen.

Einer ersten Gruppe von Nierentransplantierten ist es weitgehend gelungen, ihre Vorstellungen vom „normalen Leben“ – die sich auf Beruf, Freizeit, Familienleben usw. beziehen können – nach der Nierentransplantation zu realisieren, worüber sie mit Dankbarkeit und einem gewissen Stolz berichten. Diese Gruppe soll hier unter dem Titel *„Wie jeder normale, gesunde Mensch“* behandelt werden.

Eine zweite Gruppe von Interviewten kann infolge ihrer gesundheitlichen Situation – es gab z. B. Komplikationen oder es besteht ein schwerer Diabetes – den Anspruch auf ein „normales Leben“ nicht in vollem Ausmaß realisieren. „Ich kann doch nicht so dahinleben, als wenn das gar nichts wäre“, sagt beispielsweise Herr Klinger. Es musste etwa die Berufstätigkeit aufgegeben oder es müssen Einschränkungen im Freizeitleben hingenommen werden. Dennoch haben auch diese Menschen einen Weg gefunden, ein für sie befriedigendes Leben zu führen. Sie sehen, obwohl sie nicht in allem wie Gesunde leben können, genügend Möglichkeiten, die ihrem Leben Sinn und Qualität geben können. *„Ich habe versucht, das Beste aus dem Dilemma zu machen“* – diese Worte von Herrn Olbrich sollen diese Gruppe charakterisieren.

Eine dritte, relativ kleine Gruppe der Interviewten lässt erkennen, dass Probleme bei der Bewältigung der Erkrankung und ihrer Folgen bestehen. Die Kranken sind mit ihrer Situation nicht zufrieden, empfinden sich als abhängig, es fehlt ihnen die Zukunftsperspektive.

> „Ich bin mitten, mitten im Leben gestanden. Heut' steh' ich ganz am Rand oder fast draußen..."

sagte Herr Pichler. Diese Gruppe wird unter dem Motto *„Ich bin jetzt überhaupt sehr sensibel geworden"*, einem Ausspruch von Herrn Simon, beschrieben. Für jede der drei Gruppen werden nach einer kurzen Einleitung ein oder zwei typische Fallschilderungen präsentiert.

2.1.2.1 „Wie jeder normale, gesunde Mensch"

Wie sehr auch jene Interviewten, die in diese Gruppe eingereiht wurden, nach Alter oder konkreter Lebenssituation verschieden sind, so ist ihnen doch gemeinsam, dass sie ihr Leben als weitgehend unverändert bzw. als „normal" im Vergleich zum Leben anderer Personen empfinden.

> „Ich lebe so, wie ich es immer gemacht habe, ja, ich mach' meine Tätigkeiten, ich arbeite im Garten"

mit diesen Worten beschreibt Frau Schöndorfer, 65 Jahre alt, ihren Alltag. Sie fährt selbständig mit ihrem Auto und unternimmt einiges, sie geht gerne ins Theater. Herr Binder kann mit seinen 64 Jahren skifahren, wandern und schwimmen und ist dankbar für jeden Tag, den er leben darf. Er sagt von sich: „Ich bin pumperlgesund." Die jüngeren Menschen dieser Gruppe stehen im Beruf. Herr Ramharter hat trotz seiner Krankheit nie aufgehört zu arbeiten und hat auch nicht die Absicht, irgendwie zurückzustecken.

> „Das Leben wird einfach härter, also, das Berufsleben. Ich habe sicher noch nie so viel gearbeitet in meinem Leben wie im letzten Dreivierteljahr..."

Seine Lebensqualität bezeichnet Herr Ramharter als „normal". Herr Preissl, der ebenfalls voll im Beruf steht, meint von sich:

> „Ich habe aus meiner Krankheit halt auch immer das Beste gemacht und habe halt versucht, so normal wie möglich zu agieren und zu leben..."

Ausführlich beschrieben werden soll aus dieser Gruppe das Interview mit Frau Nowotny und etwas kürzer jenes mit Herrn Wittmann.

Frau Nowotny kommt nach ihrer eigenen Aussage sehr gut zurecht mit dem Leben und steht mit ihren vierzig Jahren voll im Beruf und in ihrer Tätigkeit. Vor zwei Jahren wurde sie transplantiert und seither hat sich ihre Lebensqualität „um hundert Prozent verbessert." Sie kann wieder Sport betreiben, hat wieder mit dem Laufen und Skifahren begonnen, braucht nicht mehr strenge Diätvorschriften einzuhalten. Mit „ich fühl' mich toll" fasst sie diese Aussagen zusammen.

Die Niere, eine Lebendspende, hat sie von ihrer Mutter bekommen. Nach der Transplantation hat Frau Nowotny unter dem „Cortisongesicht" am meisten gelitten. Sie hat das Problem dadurch gelöst, dass sie in ihrem Arbeitsbereich ein Büro gewählt hat, das einen Stock höher liegt, damit sie nicht mit dem Kundenverkehr konfrontiert war. Inzwischen hat sich dieses Symptom und auch der starke Haarwuchs, der sie auch etwas gestört hat, zurückgebildet.

Die Nierentransplantation war für Frau Nowotny nicht das schwierigste Ereignis in ihrer Krankheitsgeschichte, sondern ein Sekundenherztod im Jahr 1994. Sie fiel während der Arbeitszeit plötzlich um, ihre Kollegin sah sie liegen und die Ambulanz, die gerade im Ausfahren war, übernahm die Notversorgung und brachte sie ins Allgemeine Krankenhaus. Das war das einschneidende Erlebnis, „dass man von einer Sekunde auf die andere weg sein kann." Sie betrachtet es als Glück, dass sie sofort ins Wiener Allgemeine Krankenhaus gebracht wurde und nicht in ein Provinzkrankenhaus. Dort wurde aufgrund der schlechten Blutwerte festgestellt, dass die Niere schon seit der Geburt nicht voll funktionstüchtig war, und dort konnte sie auch gleich weiter betreut werden. Die Ärzte informierten sie sorgfältig und nahmen sogar bei der Planung des Operationstermins auf sie Rücksicht. Sie konnte noch vorher auf Urlaub fahren, und da die postoperative Zeit ohne Komplikationen verlief, konnte sie auch früher als andere wieder heimgehen. Für sie scheint es auch möglich, jederzeit in einer Notsituation auf der Bettenstation, auf der sie gelegen ist, wieder aufgenommen zu werden. Sie wird von zwei Professoren betreut, einen von ihnen kann sie auch in der Privatordination aufsuchen. Sie fühlt sich in jeder Weise gut informiert, auch was die Freizeitaktivitäten betrifft, und auch das Beratungsgespräch hat ihr alle für sie nötigen Informationen gebracht.

Auch die Kontrolluntersuchung in der Ambulanz erlebt Frau Nowotny im Unterschied zu anderen PatientInnen positiv. Sie hat Verständnis, dass junge Ärzte lernen müssen und dass bei einer größeren Anzahl von PatientInnen eine Wartezeit einzuplanen ist. Dass viele Pflegepersonen sie schon namentlich kennen und man mit ihnen auch persönlich sprechen kann, ist für sie eine weitere Erleichterung. Die Wartezeit in der Ambulanz nutzt sie, um zu lesen; den Unmut anderer PatientInnen darüber kommentiert sie mit den Worten:

> „Ich bin selbst im Dienstleistungsbetrieb und jeder glaubt, er ist der erste, und wenn er kommt, muss er drankommen und keine Wartezeiten..."

Austausch mit anderen PatientInnen findet sie wichtig. Zu ihrem eigenen Beratungsgespräch kam sie wegen der frühen Entlassung aus dem Krankenhaus von zu Hause und fand dort nur zwei MitpatientInnen vor. Für den Besuch einer Selbsthilfegruppe möchte sie sich wegen ihrer Berufstätigkeit nicht die Zeit nehmen, aber sie spricht gerne auch in der Wartezone mit anderen und „erfährt immer wieder was Neues". Sie könnte sich auch vorstellen, mit anderen PatientInnen ein halbes Jahr nach der Entlassung ein Treffen und einen Erfahrungsaustausch zu erleben:

> „Nachdem man ein halbes Jahr zu Hause war, und mit dem Ganzen gewurschtelt hat und zurechtgekommen ist oder nicht, dass es da vielleicht die Möglichkeit gäbe, dass das noch mal alles gesagt wird, und man horcht sich das noch mal an, und man kommt dann vielleicht auf Verschiedenes noch drauf."

Auf die Frage nach der Unterstützung durch die Familie oder im Freundeskreis antwortet Frau Nowotny:

> „Ich fühl' mich so gut, dass ich eigentlich keine Unterstützung in Anspruch nehme."

Die Arbeitskollegen wissen von ihrer Operation, aber sie kann sich voll einbringen und ihre Tätigkeiten ausführen.

Der Krankheit gibt Frau Nowotny nicht mehr Raum als notwendig, sie nimmt sich Zeit für ihre Hobbies und ihre Freunde. Und dennoch ist sie nicht unvorsichtig. Wenn sich an den Blutwerten etwas verändert hat, achtet sie einige Zeit mehr auf die Diät und versucht es bis zum nächstenmal wieder auszugleichen. Mit ihren 40 Jahren steht sie voll im Leben, auch im Berufsleben, und möchte sich auch nicht mehr Zeit nehmen für die Krankheit,

> „weil ich mich weder krank fühle noch betreuungsbedürftig bin."

Zusammenfassend ist hervorzuheben, dass bei Frau Nowotny verschiedene Umstände zusammentreffen, die dazu beitragen, dass sie mit dem Leben so gut zurechtkommt und auch mit dem Ablauf in der Institution zufrieden ist. Das wirklich dramatische Erlebnis in Bezug auf Krankheit war für sie das plötzliche Herzversagen, wodurch die Nierentransplantation relativiert wird. Zudem hat sie Zugang zu Ärzten in höchster Position, die ihr neben den besten Informationen auch Vorteile einräumen. Und schließlich ist sie durch ihre berufliche Stellung in der Kundenberatung in der Lage, den Routinebetrieb im Krankenhaus und die Wartezeiten aus einer anderen Perspektive zu sehen und dafür Verständnis aufzubringen.

Herr Wittmann hat bereits mit 32 Jahren eine Niere von seiner Mutter erhalten und fühlt sich gesundheitlich wohl. Die Komplikationen sind geringer als erwartet. Zur Zeit der Operation war Herr Wittmann noch Student. In Sorge, möglicherweise nach der Transplantation in einer Firma, die er nicht kennt, arbeiten zu müssen, hat er selbst eine Firma gegründet. Den Leistungsdruck, den er in der eigenen Firma hat, kann er ganz gut akzeptieren.

Seinen Lebensentwurf will Herr Wittmann von der Krankheit nicht stören lassen. Er hat „Ambitionen wie jeder normale, gesunde Mensch." Dass andere Patienten viel klagen, versteht er im Grunde nicht. Für ihn ist es wichtig, die Krankheit nicht zu sehr in den Vordergrund zu stellen.

> „Ich geh' nach wie vor fort, hab' meinen Spaß, und das war's eigentlich auch."

In der Beziehung zu seinen Freunden, vor allem bei den Partnerinnen, erlebt er jedoch veränderte Reaktionen, ein anderes Verhältnis. Er spürt eine gewisse Vorsicht, vermutet, dass sie Angst vor der Krankheit haben. Er findet das zwar unbegründet, zieht sich aber dennoch eher zurück.

Großes Interesse hat Herr Wittmann an Informationen über die Krankheit, auch an wissenschaftlichen Erkenntnissen und neuen Entwicklungen. Im Internet sucht er danach und hätte gerne Information darüber, wie er gezielt nachsehen kann. Er ist sich dessen bewusst, dass die Niere nur beschränkt funktionsfähig ist, und rechnet damit, dass sich in der Zeitspanne seines Lebens vom Wissenschaftlichen her noch einiges verändern wird, er möchte nichts versäumen. Obwohl ihm das Warten auf die Ergebnisse der Untersuchungen auch Angst verursacht, ist seine Grundeinstellung von einer positiven Zukunftsorientierung geprägt.

> „Ich lebe mit einer Krankheit, ich leb' nicht für die Krankheit."

Diesen beiden PatientInnen ist es ebenso wie einigen anderen der von uns Interviewten also sehr gut gelungen, ein Leben zu führen, das sie selbst als „normal" bezeichnen.

2.1.2.2 „Das Beste aus dem Dilemma machen"

Die Interviewten, die zu dieser Gruppe gerechnet werden, müssen sich gewissen Einschränkungen unterwerfen, haben diese jedoch in für sie befriedigender Weise in ihr Leben integriert. Einige gingen in Frühpension wie etwa Herr Ott, der zu diesem Zeitpunkt 56 Jahre alt war. Er kann jedoch wieder „Urlaub machen" und meint, er sei „hochbeglückt, dass alles so klappt." „Ich genieße jeden Tag, jede Stunde", sagt Frau Hutter, die bereits die dritte Transplantation erlebt hat, nachdem die Niere zweimal abgestoßen wurde. „Mit meinem Wissen kann ich ganz gut leben", ist die Aussage von Herrn Swoboda, dessen zweite Nierentransplantation zur Zeit des Interviews erst einige Monate zurücklag. Herr Lindner hatte schon vor der Nierentransplantation eine Lebertransplantation, ist seit langem Diabetiker; er musste mit 44 Jahren in Frühpension gehen, was seine finanzielle Situation entscheidend verschlechterte. Er hat sich jedoch zum Experten für die Bewältigung praktischer Fragen des Lebens entwickelt und ist auch durchaus interessiert daran, dass anderen, von der gleichen Situation Betroffenen durch Beratung geholfen wird. Als Vertreter dieser Gruppe von Interviewten möchten wir Herrn Olbrich vorstellen, dessen Aussagen das Motto „das Beste aus dem Dilemma machen“ entnommen ist.

Herr Olbrich ist 62 Jahre alt; es geht ihm seit seiner Transplantation vor ca. einem Jahr nach eigenen Aussagen „sehr, sehr gut“. Die Lebensqualität habe sich, seit er die neue Niere hat, um 100 Prozent gebessert. Vor der Transplantation war er in einer schweren Krise, er hat nicht mehr mit einer Niere gerechnet und war auf das Schlimmste gefasst. Als er eines Nachts erfuhr, dass eine Niere für ihn da sei, hat er „geweint wie ein kleines Kind.“ Mit den Folgen der Operation und den jetzigen Einschränkungen kommt Herr Olbrich gut zurecht. Allerdings kann er die Folgen der Diabeteskrankheit nicht ignorieren, aber er hat gelernt, damit zu leben. Seit 35 Jahren hat er einen schweren Diabetes, der zu spät erkannt wurde und bereits Komplikationen nach sich gezogen hat, insbesondere schwere Nervenschädigungen an den Beinen. Er kann daher nicht mehr Tennis spielen, Rad fahren, sogar das Gehen ist problematisch und bereitet Schmerzen. Herr Olbrich ist überzeugt, dass der Diabetes auch die Ursache der Nierenerkrankung war. Seine Aussage ist:

> „Der Zucker hat auch meine Niere ruiniert.“

Die Transplantation ist gut verlaufen, konnte diese Komplikationen aber nicht beheben.

> „Das einzige, wo ich ein bisserl enttäuscht bin, weil ich geglaubt hab', dass es (die Neuropathie) besser wird – ist aber nicht besser geworden, im Gegenteil, ich bilde mir ein, es ist schlechter.“

Herr Olbrich hat gelernt, sich selbst zu helfen und selbst zu organisieren und ist auf die gelungene Umsetzung stolz. Schon vor der Transplantation hat er wegen seiner Kenntnisse in Hygiene die Heimdialyse gut bewältigt, auch im Ausland, wo er auf Urlaub war. Er ist Hobbykoch und versteht es gut, sich die richtige Diät zuzubereiten und auch sein Gewicht zu halten. Er ist immer gerne gereist und nützt auch jetzt noch die Gelegenheit, mehrmals im Jahr auf Urlaub zu fahren.

> „Mich zieht es immer in den Süden hinunter, aber ich kenn' den Süden bis Brasilien..."

Jetzt reist er wenigstens nach Salzburg, wo er seine Bekannte hat, mehr ist wegen der häufigen Kontrollen derzeit nicht möglich.

In den Krankenhäusern, in denen er behandelt wurde, hat er nur gute Erfahrungen gemacht. Die großen Ängste, die er als Kind entwickelte, als er sah, dass seine Mutter im Krankenhaus schlecht versorgt wurde, sind völlig verschwunden. Er findet sehr lobende Worte über die Pflegepersonen und über die Ärzte. Er bezeichnet sich als einen Fan der Ärzte, die die Transplantation durchgeführt haben. Für Herrn Olbrich stellt es keine Belastung dar, dass er bei den Kontrollen fünf verschiedene Ärzte erlebt und nicht immer mit dem gleichen sprechen kann. Er selbst ist für seinen Beruf gut ausgebildet worden und die Leute haben vollstes Vertrauen zu ihm gehabt; so ist auch seine Haltung zum Pflegepersonal und zu den Ärzten:

> „Ich hab' diesbezüglich vollstes Vertrauen."

Herr Olbrich betont, dass er Auskunft bekommt von den Ärzten, dass diese aber auch auf seine Bedürfnisse eingehen, ihm z. B. Medikamente zur Potenzsteigerung verschreiben, so dass er „seine Gaudi haben" kann.

Die Ambulanzbesuche sind allerdings eine Belastung für Herrn Olbrich. Er muss drei verschiedene Verkehrsmittel benützen, um ins AKH zu kommen, und das nimmt viel Zeit in Anspruch. Anfangs musste er wöchentlich zu den Kontrollen kommen, jetzt vierzehntägig. Das scheint ihm auch zu viel, weil seine Werte gut sind.

> „Was mich stört ... man kommt sich manchmal vor wie ein bisserl bemuttert."

Er erlebt den rigiden Zeitrhythmus der Kontrollen als „Schikane". Er würde ein individuelleres Vorgehen dringend wünschen. Die Fahrten zum Krankenhaus sind für ihn auch eine finanzielle Belastung, er gibt an, mit den Ambulanzgebühren und den Medikamenten im Monat eine Summe von 120 bis 130 Euro zu brauchen. Er hat sich wiederholt erkundigt, ob die Blutabnahme nicht in der nächsten größeren Stadt durchgeführt werden könne, aber es sei weder möglich, das Blut dort zu untersuchen noch es nach Wien zu schicken. Er sieht auch nicht ein, warum gewisse Rezepte vom Chefarzt der Krankenkasse immer wieder bewilligt werden müssen. Man müsste das doch ein für allemal regeln können, er müsse diese Medikamente doch nehmen, weil er sonst gefährdet wäre, die Niere zu verlieren.

Herr Olbrich betrachtet sich als sehr selbständigen Menschen, der in führender Position tätig war und deshalb gewohnt ist, alleine mit Problemen fertig zu werden. Sein Lebensmotto ist: „Hilf dir selbst, dann hilft dir Gott." Allerdings ist er sehr froh, dass seine Tochter, sein Schwiegersohn und seine Freundin ihn unterstützen. Auch mit zwei Arbeitskollegen ist er sehr gut befreundet. Er hat einen kleinen Freundeskreis, weil er in Bezug auf Freundschaft sehr anspruchsvoll ist. Tochter und Schwiegersohn besuchen ihn, übernehmen auch Tätigkeiten, die er nicht selbst durchführen kann, und sind in Kontakt mit ihm, wenn er zu den Kontrollen geht.

> „Es ist ein beruhigendes Gefühl, dass man nicht alleine ist, dass Menschen da sind, die sich um einen Sorgen machen."

2.1.2.3 „Ich bin jetzt überhaupt sehr sensibel geworden"

In diese letzte Gruppe wurden einige wenige PatientInnen eingereiht, aus deren Interviews deutlich wird, dass sie große Probleme bei der Bewältigung ihrer Krankheit haben und sowohl psychisch als auch physisch große Belastungen erleben. Als Beispiel dient eine Zusammenfassung des Interviews mit Herrn Simon, an dem sich auch die Gattin beteiligte.

Bei *Herrn Simon* steht der schlechte psychische Zustand im Vordergrund, der mit körperlicher Schwäche und Mangel an Belastbarkeit zusammenfällt. Nach seinem Bericht sind Verlustereignisse, die ca. sechs Jahre zurückliegen, der Auslöser seiner Krankheit. Damals fühlte er sich körperlich bereits geschwächt, er war müde und matt, der volle Ausbruch der Krankheit bedeutete dann auch eine große psychische Belastung, die ihn zur Überlegung führte, einen Psychiater aufzusuchen. Seine Scheu, zu einem Arzt zu gehen, hielt ihn davon ab, dennoch würde er sich von ihm Ratschläge erwarten,

> „wie ich mit meinen Gedanken vielleicht ein bissl besser zurechtkomme, oder wie..."

Die Transplantation kam für Herrn Simon sehr plötzlich. Er wurde über den Rundfunk verständigt, weil er sein Handy nicht gehört hatte. Kurz nach der Einlieferung ins Krankenhaus wurde er wieder weggeschickt und erst ein paar Tage später operiert. Das alles hat ihn zusätzlich verunsichert. Sehr belastend war auch der Tod eines „Dialyse-Kollegen", der aufgrund einer schweren Abstoßungsreaktion starb.

Körperlich fühlt sich Herr Simon nach der Transplantation etwas besser, obwohl er sehr stark an Gewicht verloren hat und die Sensibilität in den Beinen noch schlecht ist. Er kann jedoch kleine Strecken wieder alleine gehen. Mit den Worten

> „Ich bin jetzt überhaupt sehr sensibel geworden"

charakterisiert er seinen Zustand. Er berichtet von einer traurigen Grundstimmung, die dazu führt, dass ihm bereits bei kleinen Anlässen die Tränen kommen. Er ist verletzlich und empfindet mit, wenn in seiner Umgebung jemand schlecht behandelt wird, möchte beispielsweise für eine MS-Patientin eintreten, erlebt aber dann wieder seine körperliche und seelische Ohnmacht.

Herr Simon beklagt, dass er nicht gleich nach der Transplantation von einem Psychologen besucht wurde. Er konnte diesbezüglich selbst keine Aktivitäten setzen, beschreibt aber, dass er seit der Transplantation psychisch in einem schlechten Zustand ist.

Bei der Schilderung des Ambulanzbesuches nennt er als Hauptproblem, dass man keine Information bekommt und die Ärzte nicht zuhören.

> „Also wegen jeder Kleinigkeit musst du sie anstoßen, und das nicht einmal, sondern gleich drei-, viermal, weil sonst haben sie gleich ganz was anderes wieder im Kopf."

Er empfindet die Ambulanzbesuche als verlorene Zeit, den Ärzten seien nur die Laborbefunde wichtig, alles andere sei ihnen unwichtig.

In der Zeit der Krankheit war Herr Simon zeitweise völlig angewiesen auf seine Frau, die ihn sogar waschen musste. Zweimal wäre er fast gestorben, berichtet er, was die Frau stark belastete.

> „Also da war's für sie ja besonders hart. Da hätte man eine Hilfe gebraucht, nicht. Und da hat sich um sie ja überhaupt niemand gekümmert, nicht."

Mit seinen 42 Jahren ist Herr Simon auch finanziell in einer sehr schwierigen Situation. Die Rente, die er vor der Transplantation ein Jahr lang bekommen hatte, war befristet und wurde drei Monate nach der Transplantation abgelehnt. Er ist nun zu 50 Prozent arbeitsfähig erklärt worden, fühlt sich aber dazu nicht imstande. Trotz vieler Bemühungen bekommt er auch kein Pflegegeld und ist darüber sehr enttäuscht. Sein Resümee lautet:

> „Von den öffentlichen Stellen fühlst du dich, glaube ich, auch ein bissl im Stich gelassen."

In mancher Hinsicht erlebt Herr Simon seine Situation als hoffnungslos. Er sieht seine geringen Ressourcen, so dass er keine Ziele formulieren und wenig Aktivitäten setzen kann. Die mangelnde professionelle Unterstützung beeinträchtigt zusätzlich seine Lebensqualität und grenzt seine Handlungsfähigkeit ein.

Zusammenfassend lässt sich sagen, dass die meisten der von uns interviewten nierentransplantierten Personen trotz ihrer Erkrankung eine für sie befriedigende Lebensform gefunden haben. Manche konnten ihr normales Leben fortsetzen oder wieder aufnehmen; anderen, die infolge ihres gesundheitlichen Zustands größere Einschränkungen auf sich nehmen müssen, gelingt es, das Beste aus ihrer Situation zu machen und ebenfalls Sinn und Befriedigung in der Art ihres Lebens zu finden. Vieles davon haben sich die Interviewten selbst erkämpft und erarbeitet. Professionelle Unterstützung leistete häufig einen Beitrag dazu, doch stellt ihnen das medizinische System, in das die Betroffenen infolge der Transplantation lebenslang eingebunden sind, auch Probleme und Schwierigkeiten in den Weg, die sich im Alltag auswirken. In einem späteren Abschnitt wird dies detaillierter behandelt werden. Aufgabe der professionellen Helfer wird es sein, Wege zu suchen, wie wenigstens ein Teil dieser Schwierigkeiten vermieden werden kann, vor allem aber auch, wie jene Kranken unterstützt werden können, die die dritte Gruppe der Interviewten bilden und ihre Situation als in hohem Maße unbefriedigend empfinden.

2.1.2.4 Die drei Gruppen im Licht von Grypdoncks Modell

Stellt man die Ergebnisse dieser Typenbildung in Zusammenhang mit Grypdoncks Modell der Pflege chronisch Kranker, so zeigen sich Ähnlichkeiten mit den zwei verschiedenen Arten, auf die Krankheit zu reagieren, die dort beschrieben werden. Einem Teil der PatientInnen, so schreibt Grypdonck, gelingt es, die Krise zu überwinden und sich, wenn es geht, am Leben zu erfreuen. Sie konzentrieren sich nicht auf das, was sie verloren haben, sondern versuchen, das Beste aus ihrem Leben zu machen. „They adapt their therapeutic regimens to be able to live with it, and adapt their lives to the requirements of their therapeutic regimen. They are persons with a disease. They have an illness all the time, but they are not all the time ill. They manage to lift their lives above the disease."[66] Diesen PatientInnen ähneln die Personen unserer Gruppe zwei mit der Bezeichnung „Das Beste aus dem Dilemma machen". Sie nützen die sich bietenden Gelegenheiten aus, um Aktivitäten zu setzen, die ihnen Freude machen. Sie können von sich trotz der Einschränkungen, denen sie unterworfen sind, sagen, es gehe ihnen „sehr, sehr gut" wie Herr Olbrich, oder „ich genieße jeden Tag, jede Stunde" wie Frau Hutter.

„Other persons", schreibt Grypdonck weiter, „are not satisfied with their lives." Sie empfinden es als unfair, dass sie eine chronische

Krankheit haben. Sie warten, dass andere etwas für sie tun, und sind mit der Betreuung nicht zufrieden. „The illness pervades their lives, and that of their families. They are patients in the real sense: they suffer, and suffering is their main mode of being."[67] Dieser Gruppe von PatientInnen entspricht in unserer Untersuchung die Gruppe drei mit dem Titel „Ich bin jetzt überhaupt sehr sensibel geworden". Diese InterviewpartnerInnen schildern die Belastungen, die sie erleben, ausführlich, sie sind enttäuscht und fühlen sich manchmal auch im Stich gelassen.

Die Gruppe eins aus unserer Untersuchung, die PatientInnen, die von sich sagen, dass sie „wie jeder normale, gesunde Mensch" leben, ist bei Grypdonck nicht anzutreffen, was begreiflich wird, wenn man bedenkt, dass Grypdonck Kranke in meist viel schwererem Zustand vor Augen hat, Multiple Sklerose-Kranke, Aids-Patienten, PatientInnen mit schweren Erkrankungen aus dem rheumatischen Formenkreis. Bei Nierentransplantierten ist die Situation in dieser Beziehung anders. Die meisten von ihnen haben die Zeit der Dialyse als belastend erlebt, ebenso die Zeit zunehmenden Nierenversagens unmittelbar vor dem Beginn der Dialyse. Nach der Transplantation geht es den meisten – wenn auch nicht allen – wesentlich besser, und einem Teil von ihnen gelingt es, wieder ein „normales Leben" zu leben, worauf sie, nach all dem, was sie durchgemacht haben, auch stolz sind. Das heißt allerdings nicht, dass sie jetzt aus dem Gesundheitssystem entlassen worden wären. Medikamenteneinnahme und Gefährdung begleiten sie lebenslang, und gerade diese Personen betonen, wie wichtig es für sie ist oder wäre, im Bedarfsfall rasch einen Ansprechpartner zu haben, an den man sich mit gesundheitlichen Fragen oder Problemen wenden kann. Insofern stellen sie eine Gruppe von chronisch Kranken mit speziellen Bedürfnissen dar, auf die Rücksicht zu nehmen und auch der Aufbau entsprechender Strukturen eine Herausforderung für die professionellen Helfer und im besonderen für die Pflegepersonen sein kann.

2.2 Erfahrungen mit den professionellen Helfern

2.2.1 Information und Beratung

In der Literatur wird zwischen Beratungsgesprächen und Informations- oder Aufklärungsgesprächen unterschieden. Während sich die Beratung direkt auf den Prozess des Problemlösens bezieht, dient das Informations- oder Aufklärungsgespräch der gezielten Vermittlung von Sachinformationen. In der Praxis der Gesundheitsversorgung lassen sich diese Aspekte jedoch schwer trennen. Ein Beratungsgespräch durch professionelle Helfer wird meist auch die Vermittlung von Wissen einschließen, geht jedoch weit darüber hinaus, es beinhaltet vor allem auch aufmerksames Zuhören und Eingehen auf die konkrete Situation des anderen.[68]

Die von uns interviewten Personen sind in der Mehrzahl nicht pflegebedürftig im eigentlichen Sinn des Wortes. Sie führen ein selbständiges Leben, das allerdings infolge ihrer chronischen Krankheit immer wieder von Spitalsaufenthalten oder der Notwendigkeit medizinischer Interventionen unterbrochen sein kann und in das sie die erforderlichen regelmäßigen Kontrollen und die Einhaltung eines therapeutischen Regimes integrieren müssen. Was sie von den VertreterInnen der Gesundheitsberufe, vor allem von Pflegepersonen und Ärzten, am meisten benötigen und erwarten, ist eine Antwort auf die vielen großen und kleinen Fragen, die sich ihnen im praktischen Leben mit einer chronischen Krankheit stellen, und das Aufzeigen von Lösungsmöglichkeiten. Deshalb haben wir uns auch bei der Auswertung der Interviews im Hinblick auf die Erfahrungen der Kranken mit den professionellen Helfern darauf konzentriert, wie sich die Interviewten von diesen informiert und beraten fühlen, was sie davon als hilfreich erlebt haben und wo Wünsche offen blieben.

Das Kapitel ist in zwei Abschnitte untergliedert, wobei sich jedoch die in den Vordergrund gerückten Aspekte nicht scharf trennen lassen. Im ersten Abschnitt liegt der Schwerpunkt auf der Information der Kranken durch professionelle Helfer als einem wichtigen Beitrag zur Autonomie der Betroffenen; im zweiten Abschnitt geht es stärker um die konkreten Inhalte der Informationen, die aus der Sicht der Interviewten notwendig wären.

2.2.1.1 Information als Beitrag zur Autonomie der Kranken

In unserer Studie über alte Menschen nach der Spitalsentlassung[69] haben wir uns auch mit der Frage befasst, was „Autonomie" für die Kranken bedeuten kann und was es heißt, wenn von den Pflegepersonen verlangt wird, diese Autonomie zu respektieren oder sogar zu fördern. Im folgenden Abschnitt möchten wir einige Gedanken daraus wieder aufgreifen und sie mit den Aussagen der interviewten PatientInnen nach Nierentransplantation in Verbindung bringen. Insbesondere soll der Frage nachgegangen werden, wie die Betroffenen den Zusammenhang zwischen ihrer Autonomie und der Information durch VertreterInnen der Gesundheitsberufe bzw. dem Fehlen der entsprechenden Information sehen.

In der pflegewissenschaftlichen Literatur wird die Formulierung „Autonomie des Kranken" vor allem in zwei Bedeutungen gebraucht. Die eine wird mit Begriffen wie (Mit)Entscheidung, (Mit)Bestimmung oder Wahlfreiheit umschrieben und entspricht in der Formulierung von Collopy et al.[70] der „Entscheidungsautonomie" (decisional autonomy). Die zweite Bedeutung ist eher handlungsorientiert, meint Selbständigkeit oder Unabhängigkeit von der Hilfe anderer und wird von den genannten AutorInnen als „Ausführungsautonomie" (executional autonomy) bezeichnet. Kranke, deren Möglichkeiten zur Ausführung bestimmter Handlungen stark eingeschränkt sind, können durchaus noch autonome Entscheidungen treffen.

Entscheidungsautonomie

Häufig wird die Entscheidungsautonomie im Gesundheitswesen auf den „informed consent“ verkürzt, also auf die Zustimmung, die PatientInnen – nach Erhalt bestimmter Informationen – zur Durchführung medizinischer Maßnahmen geben. Dies mag in Akutsituationen reichen; bei der Pflege chronisch Kranker ist es jedoch entschieden zu wenig. Das Recht auf Achtung der Autonomie des Kranken ist nach Monika Bobbert nicht nur als ein Abwehrrecht zu sehen, das den Kranken gestattet, gegebenenfalls ihre Zustimmung zu verweigern. Es geht einerseits darum, den Willen der Betroffenen nicht zu übergehen, aber andererseits auch darum, die Willensbildung über Sachverhalte, die dem Kranken eher fremd sind, zu ermöglichen. Eine Voraussetzung dafür ist es, die Fähigkeit zu aktiver Selbstbestimmung zu fördern, zu erkunden, ob Informationsdefizite bestehen und ob die Alternativen, unter denen der Betroffene wählen sollte, bekannt sind.[71]

Bobbert gibt Hinweise, wie professionelle Helfer selbstbestimmtes Entscheiden ermöglichen können. Sie sollten Informationsdefizite rechtzeitig erkennen, auf mögliche Mißverständnisse achten; erkennen, wann ein Patient nicht in der Lage ist, sich frei zu entscheiden, und herausfinden, wann er dazu fähig ist. Wichtig ist auch, kontinuierlich Gesprächsbereitschaft zu signalisieren, dazu ermutigen, Fragen zu stellen, und sensibel zu sein für Unsicherheiten, die nicht ausgesprochen, für Weigerungen, die nicht explizit geäußert werden.[72] Das Recht auf Information beinhaltet – da ein großes Informationsgefälle zwischen den professionellen Helfern und den von Krankheit Betroffenen besteht – nicht nur die Verständlichkeit des Inhalts, sondern auch die Möglichkeit, dass der Patient erkennt, was dies in der konkreten Situation für ihn bedeutet. Dazu ist es wichtig, das individuelle Informationsbedürfnis zu berücksichtigen; der Patient hat auch ein Recht, bestimmte Entscheidungen an andere Personen aus dem professionellen oder familiären Bereich zu delegieren.[73] Wahrung der Autonomie der Kranken heißt nicht, diese wählen zu lassen wie die Kunden in einem Geschäft. Die „Hilfe zum selbstbestimmten Entscheiden" liegt zwischen den beiden Extremen, dem der paternalistischen Bevormundung und dem der gleichgültigen Akzeptanz.[74]

Das Recht auf Entscheidungsautonomie des Kranken bezieht sich nicht nur auf Maßnahmen, die an dem Kranken vorgenommen werden. Es beinhaltet u. a. auch das Recht auf Selbstbestimmung in Bezug auf das Eigenwohl. Letztlich kommt es jedem Menschen selbst zu, festzulegen, welche Wünsche, Wertvorstellungen oder Ziele er verfolgen will.[75] Wenn in der Pflege verlangt wird, dass der Pflegeprozess *mit* den Betroffenen vor sich gehen soll, dann bezieht sich dies auf alle Schritte des Pflegeprozesses, nicht nur auf die Problemformulierung, die Planung der Maßnahmen und deren Evaluation, sondern auch auf die Zielsetzung. Für Bobbert sind Formulierungen wie „die PatientInnen in den Pflegeprozess miteinbeziehen" oder „das Recht auf Mitbestimmung der Kranken" zu schwach; es geht hier um *Selbst*bestimmung der Betroffenen.[76]

Ausführungsautonomie

Unter „Ausführungsautonomie" ist ein Aspekt von Autonomie zu verstehen, der in der Literatur über Selbstpflege und Selbstpflegedefizite, Abhängigkeit oder Pflegebedürftigkeit stark in den Vordergrund gestellt wird. Davies et al., die sich mit den Möglichkeiten beschäftigt haben, wie Pflegende die Autonomie und Unabhängigkeit („independence") älterer Menschen fördern können, weisen darauf hin, dass häufig Unabhängigkeit als Synonym zu Autonomie angesehen wird, obwohl sie eigentlich nur *eine* Dimension der Autonomie darstellt.[77]

So wichtig die Unabhängigkeit von fremder Hilfe auch im allgemeinen ist – sie sollte nicht verabsolutiert werden. Chronisch Kranke, die sich ihre Kräfte einteilen müssen, sollten auch das Recht haben zur Entscheidung, nicht alle Handlungen, zu denen sie – wenn auch oft mit großer Mühe – imstande wären, im Sinne einer möglichst weitgehenden „Self-Care" auch ausführen zu müssen. Oft möchten sie sich die Energie, die ihnen noch zur Verfügung steht, für Tätigkeiten aufheben, die *ihnen* wichtig sind. „The nurses want them to do what they can, but they themselves want to conserve their energy for what is important" – mit diesen Worten drückt Grypdonck diesen Konflikt aus.[78] Wird dies nicht respektiert, dann wird vielleicht die Ausführungsautonomie gefördert, jedoch die Entscheidungsautonomie über Ziele und Werte des eigenen Lebens verletzt. „Ob es beispielsweise gut ist, Selbstfürsorge zu stimulieren, hängt von der Bedeutung der Selbstfürsorge für den Patienten ab", schreibt Grypdonck an anderer Stelle und bringt das Beispiel einer Patientin, die von der Pflegeperson keine Hilfe beim Waschen erhält, um ihre „Selbstfürsorge" zu optimieren. Wenn sie sehr langsam vorgeht, kann die Patientin sich tatsächlich selbst waschen. Aber sie benötigt fast den ganzen Vormittag dazu, und nachher ist sie erschöpft. Es ist ihr unangenehm, den halben Tag mit Waschen zu verbringen, und es tut ihr leid, dass sie dadurch nicht mehr imstande ist, für ihre Enkelkinder hübsche Kleidungsstücke anzufertigen, wie sie es vorher getan hat.[79]

Information und Autonomie

Die Bedeutung der Information, um begründete Entscheidungen treffen zu können, ist ohne weiteres einsichtig. In unserer Studie mit nierentransplantierten PatientInnen zeigte sich jedoch auch deutlich, wie Information den Handlungsspielraum der Kranken erweitern kann, ebenso wie ihn fehlende Information verengt. Für die Kranken, für die der Zustand nach der Transplantation ja eine ganz neue Erfahrung bedeutet, ist es nicht immer leicht, einen Mittelweg zu finden zwischen unnötiger Ängstlichkeit und zu großer Sorglosigkeit, die für sie schädlich werden könnte. Nicht jeder steckt die Grenzen so weit wie Herr Schwarz, der der Ansicht ist, Komplikationen könne man wohl herausfordern, wenn man z. B. die Medikamente nicht nimmt oder sich jeden Tag betrinkt, darüber hinaus aber meint: „Wenn's kommt, kommt's." Andere unterlassen Aktivitäten, die sie gerne ausführen würden, aus Sorge, dass sie ihnen schaden könnten.[80] Andererseits kann es wegen mangelnder Information auch zu unangenehmen Folgen von Handlungen kommen, die besser nicht durchgeführt worden wären. Einige Beispiele aus den Interviews, die im folgenden Abschnitt angeführt sind, illustrieren dies.

Und schließlich kann Information auch dort wichtig sein, wo der Betroffene selbst weder entscheiden noch handeln kann. Sie kann nötig sein zur Bewahrung des Selbstwertgefühls. Wer weiß, was mit ihm geschieht, fühlt sich weniger als Objekt der Handlungen anderer. Allerdings ist nicht jede Information für alle PatientInnen gleich wichtig; auch dies zeigen die Interviews deutlich.

Die meisten nierentransplantierten PatientInnen können nach der Operation ein selbständiges Leben führen. Sie brauchen die Information von professioneller Seite sowohl, um entscheiden, als auch um handeln zu können. Vor allem aber benötigen sie Information und Beratung in Krisensituationen.

„Mündiger Patient" – „lästiger Patient"?

Keine der von uns interviewten Personen spricht explizit von einem „Recht" der PatientInnen auf Information. Offensichtlich ist ihnen bewusst, dass dieses Recht sehr schwer einklagbar ist, und wenn überhaupt, dann erst dann, wenn ein beträchtlicher Schaden eingetreten ist. Die Befragten verwenden Formulierungen wie „man sollte die Patienten darüber informieren" oder „wenn ich das gewusst hätte, dann hätte ich ..." Mehrere sprechen vom „mündigen Patienten". So sagt etwa Frau Arnold, die zu jenen Kranken gehört, die sich schwer mit ihrer jetzigen Situation abfinden können, in Bezug auf die Information vor der Transplantation:

> „... da könnte man – als Außenstehender – ansetzen und sagen: wir klären die Patienten, solange sie noch Dialy-

> sepatienten sind, auf, und solange... und wenn sie mündige Patienten sind und wissbegierig sind und mitarbeiten wollen, die klären wir genau auf und denen sagen wir auch, wie die Wirklichkeit ist und sein kann. Das muss ja nicht so sein, sondern es kann sein. Aber man muss ihnen die negativen Seiten, diese Möglichkeiten, auch vor Augen führen."

Herr Wittmann findet es richtig, dass die PatientInnen in der Nierenambulanz an der Entscheidung darüber beteiligt sind, ob ein Gespräch mit einem Arzt stattfinden soll:

> „Man geht nicht jedes Mal zum Doktor rein; gibt's irgendwelche Probleme, oder gibt's keine? Das heißt, der Patient ist ja eigentlich ein mündiger Mensch, wenn wirklich ein Problem da ist, geht er sowieso zum Arzt."

Auf eine 18-jährige Erfahrung mit der Information der PatientInnen durch VertreterInnen der Gesundheitsberufe blickt Frau Hutter zurück und stellt Veränderungen fest. Sie hat bereits drei Nierentransplantationen hinter sich und kommt jetzt sehr gut mit ihrer Situation zurecht. Auf die Frage des Interviewers, ob es eine Phase gab, in der sie absolut nicht zufrieden war, erwähnt sie die Zeit nach der Abstoßung des ersten Transplantats. Dies sei „wie ein Holzhammer" gewesen, sie habe einfach nicht verstanden, wieso nach einer Verkühlung plötzlich die Niere nicht mehr funktionierte. Sie habe

> „einfach damals mit dieser Situation nicht umgehen können, weil damals, sag' ich einmal, war die Information nicht so die wahre, weil da hat es keine psychologische Beratung nebenbei gegeben, da hat es einfach geheißen: du kommst ins Spital, kriegst einen Shunt und ab zur Dialyse; es hat dir kein Mensch erklärt, was ist das überhaupt, was passiert dort mit dir, ah was machen

> die Maschinen mit dir oder du mit den Maschinen oder so irgendwie in der Richtung... ich bin zumindest der Typ, ich will mich nicht abhängig machen von einer Maschine oder von einer Schwester oder von einer Anstalt, sag' ich einmal. Ich will wissen, was mit mir passiert. Das waren auch so die Anfangszeiten des mündigen Patienten..."

Gerade in den Aussagen von Frau Hutter wird deutlich, wie aus der Sicht der Kranken Information, Beratung und psychologische Begleitung Hand in Hand gehen. Kognitives Verstehen ist wichtig, jedoch nicht im Sinn eines wissenschaftlichen Vortrags; es geht um die Bedeutung für das eigene Leben. Erst bei der zweiten Abstoßungsreaktion hatte Frau Hutter „nicht unbedingt das Gefühl, selber schuld daran zu sein." Wenn ein Medikamentenschaden schuld daran ist, dass das Organ nicht mehr funktioniert, dann lässt sich dies zwar nicht ändern, aber dieses Wissen bedeutete für Frau Hutter doch eine gewisse Erleichterung. Es sei ein Lernprozess gewesen, eine Änderung der Einstellung, meint sie,

> „das Verstehen und das Akzeptieren sind zwei verschiedene Paar Schuh'... das ist ein Lernprozess gewesen, dass man halt dann sagt, das Organ ist halt kein dauerhaftes Ersatzteillager, sag' ich einmal, sondern es ist auf Zeit, was man sich nur ausgeborgt hat..."

In Bezug auf das Beratungsgespräch, das vor ihrer letzten Transplantation im Jahr 1999 stattgefunden hat, meint Frau Hutter, dass die Pflegepersonen sehr bemüht gewesen seien, „dem Patienten die richtige Umgangsweise mit ihrem Organ näher zu bringen." Im Laufe ihrer langen Krankheitsgeschichte hat sich Frau Hutter jedoch auch viel Wissen selbst erkämpft. Und sie setzt den „mündigen Patienten" in Beziehung zum „lästigen Patienten":

> „... ich hab' mir sehr viel selbst angeeignet, ich war ein lästiger Patient, nicht nur ein mündiger, damals schon ein mündiger Patient, ich war auch ein lästiger Patient, weil ich schlicht und einfach – wurscht was das war – gefragt hab'."

Auch Frau Brenner ist sich dessen bewusst, dass PatientInnen, die viel fragen, leicht als lästig eingestuft werden können:

> „Also ich hab' da im AKH recht, recht genau gefragt, weil ich eigentlich recht ungeduldig war schon in diesem Zeitraum nach der Operation. Und ich hab' immer gefragt, wann kann ich denn das machen und wann kann ich jenes machen ... Das wissen alle Ärzte, die mich behandeln, dass ich ziemlich lästig bin. Und ich hab' immer recht genau gefragt und dementsprechend glaub' ich schon meine Antworten bekommen zu haben, die ich gebraucht habe. Obwohl es schon schwierig ist, wenn man, ich mein', das erste Mal in seinem Leben eine Operation hat..."

Wer wiederholt Informationen einfordert, sieht sich leicht als „lästiger" Patient und wird manchmal von den VertreterInnen der Gesundheitberufe auch so gesehen.

Information zu erhalten ist leichter für jene PatientInnen, die in Privatbehandlung stehen und daher jederzeit direkt mit dem behandelnden Professor Kontakt aufnehmen können, wie Frau Nowotny oder Herr Rauch. Aber auch Herr Binder ist mit der Information durch die Ärzte der Nephrologie des Allgemeinen Krankenhauses sehr zufrieden, und zwar generell. Er sagt:

> „Ich habe auch fragen können jeden Arzt, und wenn's nur belanglose Sachen waren... Da hat man jeden Arzt

> fragen können oder jeden Professor, der hat dir in die Augen geschaut und hat mit dir geredet und hat gesagt: so und so ist es, nicht."

Einige Interviewte sehen es als selbstverständlich an, von sich aus Informationen zu erfragen, sie haben offensichtlich damit gute Erfahrungen gemacht und sehen sich in einer gleichberechtigten Position. So spricht Herr Binder von „Rücksprache mit dem Arzt":

> „Ohne irgend Rücksprache mit dem Arzt mache ich nichts, das ist logisch. Das ist eigentlich das einzige, was sich in dem Sinn verändert hat, die Rückfragen, nicht."

Anderen Transplantierten ist es lieber, wenn ihnen Informationen unaufgefordert gegeben werden. So hat es etwa Frau Arnold als sehr positiv empfunden, dass man im Krankenhaus

> „eben wirklich Informationen mitkriegt und die nicht erfragen muss, was ich aber allerdings schon vorher gemacht hab'."

Frau Hutter sieht beide Seiten, das Fragen und das aktive Informieren, wenn sie die Information einerseits als eine „Holschuld" vom Patienten her und andererseits als eine „Bringschuld" vom Personal her bezeichnet. Sie selbst hat wohl viel erfragt, betont aber nachdrücklich, dass die Pflegepersonen auch von sich aus die PatientInnen immer wieder ansprechen und zu Fragen ermutigen sollten.

Viele wichtige Informationen dürften jedoch ungesagt (oder wenigstens ungehört) bleiben. Manche Betroffene trauen sich nicht zu fragen, andere können noch nicht einschätzen, was auf sie zukommt, wieder andere sehen ihre Fragen im allgemeinen Gespräch als für die anderen nicht interessant oder als zu persönlich an. Hieraus ergibt sich eine wichtige Aufgabe für die Pflege: einerseits den Umfang der zu behandelnden Fragen über die medizinische Standardinformation hinaus zu erweitern, andererseits zusätzlich Möglichkeiten zum persönlichen Gespräch zu bieten.

Information und Beratung – Angebot, nicht Vorschrift

Information hilft – wie oben gezeigt wurde – die Autonomie der Betroffenen zu wahren. Information schließt jedoch Beratung nicht aus, vor allem dort, wo es Alternativen gibt.[81] Die PatientInnen müssen auch die Möglichkeit haben, einen Rat abzulehnen. Grypdonck bringt es auf die Formel: ein Rat sollte die Form „you could" haben und nicht „you should". Für solche Ratschläge sind die Kranken dann meistens dankbar.[82]

In der Praxis fließen Information und Beratung ineinander. Dass manche Informationen in den Betroffenen jedoch das deutliche Gefühl erwecken, es handle sich um Vorschriften oder Befehle, zeigen die Erfahrungen Herrn Ramharters mit der Beratung durch die Diätassistentinnen, die schon im Kapitel über die Lebensqualität angesprochen wurden. Er spricht nicht von Beraten, sondern von „Aufzwingen":

> „... die allgemeine Diättante vom AKH – da gibt es wahrscheinlich auch mehrere – die mag ja auf ihre Weise ganz gut sein, aber ich kann auch nicht irgendjemandem durch auferzwungene Art der Nahrung, ja, das Leben so vermiesen, nur weil es in den Büchern steht, dass es gesund sein soll. Dem kann ich nicht ganz folgen..."

Verständlichkeit der Information

Die Informationen, die den PatientInnen und ihren Angehörigen von professioneller Seite gegeben werden, können den Kranken nur dann nützen, wenn sie so erfolgen, dass diese das Gesagte auch verstehen. Anderenfalls wird nicht nur das Recht der Kranken auf Information verletzt und damit auch das Recht auf Selbstbestimmung, sondern auch ihr „Recht auf Achtung, Würde und Integrität".[83] Diesbezüglich hat sich sicher in den letzten Jahrzehnten viel gebessert. Herr Olbrich stellt den negativen Erfahrungen, die er als Kind bei einer Erkrankung seiner Mutter gemacht hat, die positiven Erfahrungen aus der Gegenwart gegenüber. Damals habe man mit dem Krankenblatt zum Primar oder Oberarzt gehen müssen,

> „und da sind 50 Leute gestanden, und der hat ihnen dann halt ganz knapp eine Auskunft gegeben, hauptsächlich mit lateinischen Worten, die keiner verstanden hat, ja, und dann sind sie wieder gegangen..."

Heute sei dies ganz anders, meint Herr Olbrich, jeder Arzt und jede Schwester gebe heute bereitwillig Auskunft, das habe sich „wahnsinnig geändert."

Frau Hutter ist in Bezug auf die Ärzte in dieser Frage jedoch etwas skeptischer:

> „Ärzte, das ist ein eigenes Problem, weil die reden immer in ihrem Fachjargon, das ist mir jetzt wieder aufgefallen die Woche, da tuscheln und maulen sie vor sich hin, sag' ich einmal ganz boshafterweise, sagen dem Patienten irgend was und lassen ihn dann stehen und der Patient kennt sich nicht aus, weil entweder Fremdwörter verwendet werden oder das in so einem Deutsch verfasst wird, gesagt wird, oder einfach nur so hingeknallt

> wird ... und dem Patienten auch nicht die Möglichkeit gibt, nachzufragen. Also ich denk', das Pflegepersonal ist in der Richtung schon sehr weit..."

Nach den Gründen befragt, die ihrer Meinung nach für dieses Verhalten der Ärzte maßgeblich sind, meint Frau Hutter, zwei Faktoren spielten dabei eine wesentliche Rolle. Einerseits nähmen sich die Ärzte nicht genügend Zeit für ein Gespräch mit den PatientInnen, sie hätten viel zu tun und dadurch bliebe der Patient „irgendwo auf der Strecke." Anderseits läge es aber auch an der

> „Überheblichkeit der Ärzte – einfach aus dem Grund: wir wissen das eh' alles besser, und wir machen das einfach, wie wir das für gut empfinden..."

Berücksichtigung des Wissens der Kranken

Chronisch Kranke sind oft die besten Experten in Bezug auf ihren eigenen Körper. Sie kennen seine Art, auf verschiedene Umweltreize zu reagieren, sie merken an kleinen Signalen, ob alles in Ordnung ist oder nicht. Herr Rauch erzählt:

> „Ich muss Ihnen ganz ehrlich sagen, ich hör' meinen, meinen Körper wie eine Uhr ticken. Wenn ... einmal das nicht so funktioniert wie's funktionieren soll, das g'spür' ich. Da pack' ich mich zusammen und fahr' sofort in irgendein Krankenhaus und lass' mir die Werte runternehmen und lass' das anschauen. Und das hab' ich schon öfters gemacht."

Ähnlich drückt es Frau Hutter aus:

> „Es ist ja gut und schön, was in den Schulbüchern steht, und was Diätassistenten sagen hat seine Richtigkeit, aber

> im Prinzip sollte man auf sich selber horchen, weil man spürt ja, ob was einem gut tut oder nicht gut tut..."

Manche – wie Herr Ramharter – wissen um Eigenheiten ihres Körpers durch jahrzehntelange Erfahrung Bescheid:

> „Jeder Arzt dreht durch, weil ich ein hohes Kalium habe, bis ich dem erklärt habe, dass das bei mir völlig normal ist und dass ich nicht gleich ins Grab steige; das ist nervend..."

Die Erfahrungen, die sich die Kranken durch aufmerksames Beobachten ihres Körpers nach der Nierentransplantation erwerben, hebt Frau Schöndorfer hervor:

> „Aber sukzessive in der Zeit, wo das halt weitergeht und du dann die Niere hast, kommst du ja dann auf verschiedene Kleinigkeiten, die eben nicht gesagt werden, die du dir eigentlich selbst erarbeiten musst. Wenn du ein Glück hast, ja ich mein', wenn du dich interessierst dafür, erarbeitest du dir das selber; wenn nicht, dann weißt du es nicht."

Chronisch Kranke haben aber gerade heute auch genügend Möglichkeiten, sich Wissen über die sie betreffende Krankheit über verschiedene Medien wie Bücher, Zeitschriften oder über das Internet anzueignen. Sowohl ihr Erfahrungswissen wie dieses selbst erworbene Sachwissen sollte von den professionellen Helfern ernstgenommen werden.

In einer besonderen Situation befinden sich Kranke, die selbst aus einem Gesundheitsberuf kommen. Sie bringen medizinisches Wissen mit – allerdings oft nicht auf dem betreffenden Spezialgebiet – was ein leichteres Erkennen von Zusammenhängen ermöglicht, zugleich aber auch bedeutet, dass sie sich häufig der Risken und Gefahren von Komplikationen stärker bewusst sind. Auch bemerken sie, wenn sie aus der Rolle des professionellen Helfers in die des Patienten wechseln müssen, häufig Schwachstellen im Gesundheitssystem, die sie im Alltag des Berufslebens vielleicht übersehen haben. Es ist eben etwas grundlegend anderes, als beruflich Tätiger oder als Betroffener in das Gesundheitswesen eingebunden zu sein.

In der Gruppe der von uns Interviewten ist Herr Ramharter in einer solchen Situation. Selbst Arzt, ist er sehr kritisch den Ärzten gegenüber. Einerseits hat er viel Wissen, das ihm hilft, im Alltag zurechtzukommen. So kann er etwa leichter die Gebiete auswählen, in die er ohne besondere Gefährdung reisen kann, und kennt die dabei notwendigen Prophylaxen. Auch nützt er seine beruflichen Kontakte aus:

> „Aber ich meine, wenn ich spezifische Informationen (über Medikamente) haben möchte, dann ruf' ich sowieso den befreundeten Produktmanager von Sandimmun an... Also da habe ich natürlich einen ganz anderen Zugang, bei solchen Dingen. Und wenn wirklich was ganz tolles Neues kommt, dann sehe ich das auch."

Andererseits kennt sich Herr Ramharter natürlich nicht auf allen medizinischen Spezialgebieten aus. Hier würde er sich kompetente ärztliche Hilfe erwarten, die er jedoch vermisst:

> „... ich glaube, die bereitwillige Informationsstellung an den Patienten ist äußerst schwach. Von sich aus, von der Visite oder wem auch immer, das geht irrsinnig schnell und oberflächlich... Die normale Visite ist: einer spricht vorne und der Patient ist ehrfürchtig, würde ich sagen. Sie können sicher sein, dass 80 Prozent oder 90 Prozent der Patienten sich nicht aktiv zu fragen traut aus Achtung oder..."

Als der Interviewer von Herrn Ramharter wissen möchte, ob seine Fragen vor der Entlassung aus dem Krankenhaus beantwortet wurden, macht Herr Ramharter einen Unterschied bezüglich der Art der gewünschten Information:

> „Na ja, wenn es um organisatorische Abläufe gegangen ist, sind diese nicht beantwortet worden. Je spezifischer die Frage, desto mehr sie die Krankheit betrifft, desto eher sind sie beantwortet worden."

Oft hätten verschiedene Ärzte jedoch entgegengesetzte Meinungen geäußert.

> „Verstehen Sie jetzt, als Patient ist man völlig ausgeliefert, auch wenn man sich ein bisserl auskennt, weil ich kenn' mich auch nicht bei allen Dingen aus, ja. Also da muss man wirklich selber stark sein, glaube ich."

Und so setzt Herr Ramharter sein Wissen schließlich auch dazu ein, um sich gegen die Ärzte zur Wehr zu setzen:

> „Ich meine, dabei kann ich mich noch wehren... Na ja, ich fahre niemanden an, sondern ich versuche schon darauf hinzuweisen, dass..., was weiß ich, irgendwelche Ausreden wie ‚Kalziumblocker habe ich noch nie vertragen' oder so. Also das geht dann schon irgendwie" (lacht).

Dabei muss aber die Wortwahl gut überlegt werden, wenn man Erfolg haben will:

> „... aber den Fehler habe ich auch selber gemacht beim Formulieren... Wenn die Patienten eh' schon sagen ‚Passen S' auf, die Vene platzt Ihnen sicher', dass der dann

trotzdem sticht und sagt ‚Na, na, sicher nicht, Sie bilden sich das ein', und wie auch immer, und man hat wieder einen blauen Fleck und es ist geplatzt. Was sollen Sie dagegen tun, ja? Sie ärgern sich wieder."

2.2.1.2 Bedarf an Information und Beratung nach Nierentransplantation

Gleichgültig, ob es sich um jene Nierentransplantierten handelt, die versuchen, ein weitgehend normales Leben zu führen, oder solche, deren Gesundheitszustand schwerwiegend beeinträchtigt ist: um so leben zu können, dass sie ihr Leben als lebenswert empfinden, ist eine Fülle von Informationen nötig, die weit über das Maß der üblichen "medizinischen Standardinformation" hinausgeht. Dieser Bedarf an Informationen verschiedener Art tritt auch in den von uns geführten Interviews deutlich in Erscheinung.

Die wichtigsten Themen, die von den Interviewten wiederholt angesprochen wurden, waren:

- Die Informationen sollten zur rechten Zeit gegeben werden
- sie sollten so konkret wie möglich sein
- Informationen sind wichtig, um das Alltagsleben zu erleichtern
- Der Bedarf an Information und Beratung über Behandlung und Verlauf der Erkrankung ist sehr groß.

Diese Themen sollen im folgenden ausführlicher besprochen werden; daran möchten wir noch einige Gedanken zur Rolle der Angehörigen bei der Informationsvermittlung anschließen.

Information zur rechten Zeit

Viele InterviewpartnerInnen betonen, man solle die Informationen dann bekommen, wenn man sie braucht. Dies heißt zunächst einmal: *rechtzeitig;* nicht erst dann, wenn infolge mangelnder Information bereits Probleme oder Störungen aufgetreten sind. So berichtet etwa Herr Preissl, er habe bei der Entlassung aus dem Krankenhaus Antibiotika verschrieben bekommen,

> „nur sind es leider Antibiotika von der Sorte, die, speziell wenn man unter Cortison steht, auf die Sehnen gehen, insbesondere auf die Achillessehne... Und es hat mir auch keiner gesagt, dass ich aufpassen soll und nicht allzu sehr meine Sehnen belasten soll."

Der Patient ging dann „nach dem Motto: Juhu, jetzt bin ich endlich in Freiheit" stundenlang in den Donauauen spazieren, was ihm eine beginnende Sehnenscheidenentzündung eintrug. Als er einige Zeit darauf vor einer Urlaubsreise wegen erhöhter Temperatur nochmals das Antibiotikum bekam, konnte er mit den bereits vorgeschädigten Sehnen kaum gehen. Er fuhr deshalb viel mit dem Auto und saß fast nur, und:

> „Na, was ist passiert? Ich habe eine Thrombose gekriegt, seither trage ich Stützstrümpfe und darf mir zwei Mal am Tag Lovenox spritzen..."

Herr Binder hatte nach der Operation längere Zeit Schmerzen und wäre froh gewesen, wenn er vorher darüber informiert worden wäre. Herr Wittmann wusste nicht, dass die Wunde so lange zum Verheilen braucht – sie war erst nach einem halben Jahr wirklich verheilt. Herr Ott wiederum war sich nicht dessen bewusst, dass er sich nach Beendigung einer Studie das betreffende Medikament selbst besorgen musste; es war dann nicht leicht für ihn, es rechtzeitig zu bekommen.

Andererseits bringen die Interviewpartner immer wieder ihre Überzeugung zum Ausdruck, dass weder die Pflegepersonen alle denkbaren Schwierigkeiten voraussehen noch die Kranken alle theoretisch möglichen Fälle im Kopf behalten könnten. *Die Fragen stellen sich erst, wenn man das Problem hat,* wie es Herr Preissl prägnant ausdrückt. Frau Brenner meint:

> „Ich bin auch nicht der Mensch, der jetzt das sofort aus dem Ärmel schüttelt, die Fragen, sondern das kommt im Laufe der Zeit... da ist man dann eine Woche draußen und dann kommen schon die ersten Probleme..."

Frau Brenner würde sich daher eine Kontaktstelle wünschen, bei der man jederzeit anfragen kann.

Die Lösungsmöglichkeiten, die die Befragten zu diesem Problem vorschlagen, sind vielfältig. Sehr zeitgemäß ist die Einrichtung einer Homepage im Internet: Dort sollte u. a. eine Sammlung von „frequently asked questions", die Nierentransplantierte stellen, beantwortet werden, schlägt Herr Preissl vor. Teilweise nützen die PatientInnen zwar schon derzeit die Möglichkeiten des Internets, aber es fehlt die gezielte Information über geeignete Adressen. Herr Wittmann erzählt, im Endeffekt bekäme er mehr Informationen aus dem Internet heraus, als er im Krankenhaus von einem Arzt erhielte, man müsse jedoch sehr lange suchen. Herr Wittmann ist durchaus bereit, sich aus dem Internet Antworten auf seine Fragen zu holen, aber er möchte dies gezielt tun, und dann auch möglichst nicht alles in „medizinischem Englisch" präsentiert bekommen. Auch über Medikamentenforschung möchte er etwas wissen, solche Informationen könne er nicht vom Pflegepersonal verlangen, man sollte ihm jedoch angeben, wo er diese finden kann.

Frau Brenner äußerte sogar die Absicht, selbst eine Internetplattform zu installieren.

Einen Teil dieses Services sollte eine Hotline bilden, meint Herr Preissl, die das Beratungsgespräch vor der Entlassung aus dem Spital, das er prinzipiell gut findet, ergänzen könnte. Im Beratungsgespräch sollten

> „die ganz wichtigen Sachen, ohne die der Patient nicht überleben kann, wenn man ihn in die Freiheit hinausläßt"

gesagt werden, ergänzt durch praktische Tipps. Weiteres sollte man bei Bedarf über die Hotline erfahren können. Die Datenbank mit den „frequently asked questions" könnte dann auch leicht durch Aufnahme neuer telefonisch oder per e-mail beantworteter Fragen erweitert werden.

Die Möglichkeit, telefonisch ärztlichen oder pflegerischen Rat einzuholen, nützt derzeit bereits ein Teil der Befragten. Frau Nowotny, die in Privatbehandlung ist, kann den Professor oder dessen Sekretariat anrufen oder auch die Schwestern in der Ambulanz. Manche – wie Herr Preissl – rufen, wenn niemand mehr in der Ambulanz ist, auch gelegentlich auf der Station an. Dies sei eigentlich inoffiziell, setzt Herr Preissl hinzu,

> „... aber da ist es mir wichtiger, dass, wenn's wirklich kritisch ist, ich Informationen bekomme, als dass ich die Leute dort in Ruhe lasse. Und da bin ich auch immer sehr freundlich dann und sehr hilfreich behandelt worden."

Herr Swoboda hat einen Hausarzt, der sein Schulkollege ist und gleich um die Ecke wohnt. Andere Befragte haben weniger Möglichkeiten. Die meisten wünschen sich eine Ansprechstelle, bei der man jederzeit Fragen stellen kann.

Auch der Wunsch, an einem zweiten Informationsgespräch nach einer gewissen Zeit teilzunehmen, wurde geäußert. Frau Nowotny meint, man wisse ja nicht, was einmal sein wird, und schlägt ein zweites Gespräch nach ca. einem halben Jahr vor. Herr Ramharter schrieb auf den Fragebogen kurz und bündig: „Etablieren Sie Folgegespräche!"

Eine weitere Möglichkeit wäre die Verteilung schriftlicher Informationen oder Hinweise darüber, wo man solche bekommen könne. Frau Brenner hat sich Bücher besorgt, aber wenig für sie Geeignetes gefunden.

Manche Kranke haben auch Information erhalten, die sie für überflüssig hielten, da sie über den betreffenden Sachverhalt bereits gut informiert waren. So hatte sich Frau Arnold bereits selbst über die beim Beratungsgespräch behandelten Themen informiert. An Herrn Lindner wiederum war vor der Nierentransplantation bereits eine Lebertransplantation vorgenommen worden, die er als viel einschneidenderes Erlebnis betrachtet als die weitere Operation. Für ihn sei nichts Neues dazugekommen, was er nicht schon gewusst hätte. Die einzige Detailfrage, die ihn interessiert hätte, nämlich, ob er bei Auslandsflügen Schwierigkeiten bekommt, wenn er die Medikamente mitnimmt, konnte bei dieser Gelegenheit nicht beantwortet werden.

Information so konkret wie möglich

Nierentransplantierte sind ständig von der Gefahr einer Abstoßungsreaktion oder von Infektionen bedroht. Es ist verständlich, dass sie möglichst genaue Informationen darüber haben wollen, wie sie sich verhalten sollen. Schränken sie sich aus Angst mehr ein als unbedingt nötig, leidet die Lebensqualität darunter.

> „Ja, weil, wenn ich gar nichts dürfte, dann..."

sagt Frau Nowotny lachend und vollendet den Satz nicht. Schränken sich die Kranken zu wenig ein, aber mit schlechtem Gewissen, leidet die Lebensqualität ebenfalls darunter, abgesehen davon, dass dies schädliche Folgen haben kann. Hier können präzise Informationen, soweit diese möglich sind, die Sicherheit beträchtlich erhöhen.

Herr Swoboda hätte zum Beispiel gerne detaillierte Information darüber, wieviel Druck von außen auf die Niere ausgeübt werden darf. Es sei wohl gesagt worden, man solle nicht extrem Rad fahren, weil man sich verletzen kann und die Niere nahe unter der Haut liegt,

> „aber was verträgt die Niere im normalen Alltag, sagen wir so, sprich mit dem Druck vom Gürtel oder so weiter und so fort?"

Frau Schöndorfer meint, es wäre gut, auch etwas über Gartenarbeit zu sagen:

> „... wenn sie gesagt hätten: Horchen Sie, wenn Sie im Freien oder mit der Erden oder irgendwas arbeiten in einem Garten, sind Sie vorsichtig, ja, wegen Sporen oder so, Ihr Immunsystem ist herabgesetzt aufs Minimale, ja, also müssen Sie vorsichtig sein. Ob das jetzt der Patient macht oder nicht, ist dem seine Sache, ja, aber es gehört gesagt..."

Herr Preissl erläutert den Bedarf an Information in konkreten Situationen an einigen Beispielen, die teilweise der eigenen Erfahrung entnommen sind:

> „... ich habe dreißig Minuten, eine Stunde, drei Stunden nach Einnahme des Medikaments erbrochen, wann muss ich es noch einmal schlucken. Also das ist aber eine Frage, die kann man nicht im Gespräch schon beantworten. Ich meine, da kommt man vom Hundertsten ins Tausendste. Sie stellt sich ja wahrscheinlich erst, sie stellt sich erst dann, wenn man das Problem hat."

Oder die Frage des Fiebers:

> „...so nach dem Motto: jetzt habe ich mir das Fieberthermometer unter die Achsel gesteckt und jetzt habe ich 37,5, was soll ich tun? Soll ich in Panik verfallen, soll ich sofort, auch wenn's Samstag um zehn in der Nacht ist, in die Notaufnahme kommen, soll ich noch warten, ab wann soll ich in die Notaufnahme kommen? Es wird sicher einen Unterschied machen, ob ich 37,5 oder 39,5 Fieber habe. Und das sind also Fragen, die man bei dem Beratungsgespräch ja nicht wirklich stellen kann..."

Herr Preissl hat selbst wegen eines grippalen Infekts, den er rückblickend seiner Meinung nach auch zu Hause hätte auskurieren können, einige Tage im Krankenhaus verbracht.

Hilfreich wäre für Herrn Preissl auch eine Information darüber gewesen, wie kritisch bei den einzelnen Medikamenten wirklich die Einnahmeintervalle sind, denn dies hänge ja von der Abbaugeschwindigkeit ab; darüber habe ihm Information gefehlt. Auch konkrete Informationen über die Nebenwirkung von Medikamenten, die das Alltagsleben beeinträchtigen, werden als wichtig erachtet. Damit ist nicht jene Art von Information gemeint, die in erster Linie der

Absicherung des Herstellers dient und bei der eine Fülle möglicher Nebenwirkungen aufgezählt wird, deren Auftreten teilweise sehr unwahrscheinlich ist. Nicht für alle Kranken ist das Lesen der Beipackzettel der Medikamente hilfreich. So sagt etwa Herr Wittmann, er würde nicht die Beipackzettel für alle Medikamente durchlesen wollen. Einmal habe er es gemacht, aber

> „das interessiert dann niemanden mehr." „Wenn ich leben will, dann muss ich mich dementsprechend positiv dazu äußern, nicht?"

Gemeint sind hier vor allem jene Nebenwirkungen, die die Betroffenen durch eigenes Verhalten beeinflussen oder auf die sie sich vorbereiten können. Frau Schöndorfer hat u. a. auch die Information darüber vermisst, dass ein bestimmtes Medikament Verstopfung erzeugt und es notwendig ist, Abführmittel zu nehmen. Sie berichtet auch, dass ihr zu Beginn der Therapie die Haare ausgegangen sind. Für die meisten PatientInnen ist dies genauso ein Problem wie die Gewichtszunahme infolge der Cortisonmedikation. Frau Nowotny, die die Möglichkeit hatte, während dieser Zeit den Kontakt mit den Kunden einzuschränken, erzählt:

> „Das, was für mich am meisten schlimm – will ich sagen, unter Anführungszeichen – war, war das Cortison, dass man das äußerlich sehr stark gesehen hat, also ich hab' ein Jahr, ungefähr eineinhalb Jahr ziemlich, na ein Jahr lang, ziemlich – mhm – ein geschwollenes Medikamenten-, sichtbares Cortison-Gesicht gehabt, unter dem hab' ich persönlich am meisten gelitten. Obwohl da hat mir jeder, jeder Arzt, jede Schwester, jeder meiner Arbeitskollegen, meine Chefs, alle haben gesagt, das vergeht... Ich bin dann in einem anderen Büro gesessen, sprich einen Stock höher, dass ich nicht so im Kundenverkehr bin, einerseits wegen der Immunschwäche und andererseits wegen meinem Aussehen..."

Information zur Erleichterung des Alltagslebens

Alternative Möglichkeiten der Behandlung können bedeutende Auswirkungen darauf haben, ob der Nierentransplantierte ein Leben führen kann, wie er es gewohnt ist und wie er es als für ihn sinnvoll ansieht. Herr Preissl nimmt an einer Studie teil und erhält zur Immunsuppression ein spezielles Medikament, das in monatlichen Abständen infundiert wird. Dies

> „ist an und für sich eine ganz herrliche Sache. Das Loch in der Vene stört mich weniger, als dass ich jeden Tag um Punkt neun ein Medikament schlucken muss. Es ist speziell dann, wenn die Einnahme eines Medikamentes noch dazu mit irgendwelchen anderen Randbedingungen von der Nahrungsaufnahme her verbunden ist, ist das fast nicht praktikabel, wenn man normal berufstätig ist..."

Informationen über die Möglichkeit, im Zeitplan der Medikamenteneinnahme individuell kleine Änderungen vornehmen zu können, werden ebenfalls als sehr hilfreich für den Alltag erlebt.

Für jene Nierentransplantierten, die in beengten finanziellen Verhältnissen leben, ist ein Komplex von Informationen sehr bedeutsam, den Herr Lindner, der durch die Frühpensionierung schwerwiegende finanzielle Einbußen erlitten hat, unter dem Begriff „Sozialinformation" zusammenfasst. Die Notwendigkeit dieser Art von Information ist ein großes Anliegen von Herrn Lindner, sie stellt auch das Hauptmotiv dar, warum er sich zum Interview bereit erklärt hat.

> „Das finde ich sehr wichtig", sagt er, „weil es mich am Anfang auch sehr getroffen hat." „Vielleicht hilft es einem anderen."

Dieses Thema zieht sich durch das ganze Interview, wobei verschiedene Aspekte der Problematik sichtbar werden.

Inhaltlich geht es bei der „Sozialinformation“ um Fragen wie die Befreiung von der Rezept- oder der Telefongebühr (das Telefon ist u. a. auch für die vorgeschriebenen regelmäßigen Anrufe wegen der Blutbefunde unentbehrlich) oder um die nicht gewährte Ermäßigung bei der Straßenbahn (Herr Lindner ist früher viel zu Fuß gegangen, jetzt geht es wegen Schmerzen an den Beinen nicht mehr) oder darum, welche Hilfsmittel die Krankenkasse bezahlt.

> „Ich hab' mir das früher alles selber gezahlt, dann habe ich es erst erfahren. Was man da alles kriegt. Was über die Krankenkasse geht.“

Dabei wäre eine präzise Information nötig, worauf die Kranken ein Recht haben und an welche Stelle sie sich diesbezüglich wenden müssten, meint Herr Lindner, denn sonst würde man „abgewimmelt“. Auch sollten die professionellen Helfer von sich aus solche Fragen ansprechen, wenn auch vorsichtig:

> „Man soll nicht gleich mit der Tür ins Haus fallen, weil es ja den meisten peinlich ist, aber man sollte das schon erfragen.“

Von sich aus zu fragen trauten sich die meisten in dieser Situation nicht. Sie warteten oft Monate,

> „bis sie dann nimmer können, dann fragen sie auch nicht den Arzt, dann fragen sie die anderen Leute, weil sie sich schon besser kennen. Ah, die sagen ihnen dann, dort und dort gehst hin und dann gehen sie oft widerwillig, weil sie sich genieren...“

Frau Hutter hat sich nach eigener Aussage jahrelang gewehrt, einen Behindertenpass, der für solche PatientInnen vorgesehen ist, zu lösen, obwohl das für sie Vorteile gebracht hätte,

> „weil ich bin ja nicht behindert, weil für mich war ich gesund..."

Jetzt, da sie sich dazu durchgerungen hat, hat sie trotzdem nicht das Gefühl, behindert zu sein. In diesem Fall fehlte es nicht an der Information, aber man sieht die emotionalen Hürden, die zu überwinden sind.

Einige Befragte berichten, dass man über Dinge, die das Leben der Nierentransplantierten erleichtern können, mehr von den „Kollegen" – den anderen Betroffenen – als von professioneller Seite erfahren könne. Dabei meinen sie in der Regel nicht die Kommunikation in den Selbsthilfegruppen, sondern Gespräche während der Wartezeiten in den medizinischen Einrichtungen.

> „Aber immer beim Warten, ist wurscht wo, beim Warten dorten, da horchen Sie, wenn die reden tun, da horchen Sie so. Dann fragen Sie: ‚Entschuldigen Sie, war das so?' und die schildern Ihnen dann einen halben Roman und dann probieren Sie es auch"

erzählt Herr Lindner, der auf diese Weise zum Beispiel erfahren hat, dass ständiger Juckreiz an den Händen und Füßen während der Dialysezeit nicht nur sein Problem war, und welche Salbe gut dagegen hilft.

Herr Wittmann wiederum antwortet auf die Frage nach seinen Erfahrungen mit dem Beratungsgespräch, dieses sei wohl sehr wichtig gewesen,

> „wobei allerdings das Gespräch danach ... mit diversen anderen Transplantpatienten natürlich wesentlich angenehmer ist, weil die natürlich wissen, aus langjähriger Erfahrung teilweise, was kann ich machen, was kann ich nicht machen, wo sind die Grenzen, auf was soll ich wirklich aufpassen. Also der Patient selber ist eher die größere Hilfe, auf jeden Fall, nicht wahr? Weil es ja natürlich auch gewisse Hemmpunkte gibt mit einer Schwester oder mit einem Pfleger oder Doktor zu reden."

Information und Beratung über Diagnose, Behandlung und Verlauf der Erkrankung

Bei einem weiteren Komplex an Aufgaben der Informationsvermittlung und Beratung von professioneller Seite handelt es sich in stärkerem Ausmaß um medizinische Aufklärung, bei der ein großer Teil den Ärzten zukommt. Folgende Hauptbereiche lassen sich in den Interviews bei dieser Art der Information unterscheiden:

- Information über die Diagnose(n)
- Information über die Folgen der Transplantation (vor der Vornahme der Operation)
- Information und Beratung über Details der Behandlung und der nötigen Kontrollen

Information über die Diagnose(n)

Die ursprüngliche Diagnosestellung (der Nierenerkrankung, eventuell eines Diabetes usw.) liegt bei den meisten Befragten schon lange – manchmal jahrzehntelang – zurück. Sie hatte zweifellos schwerwiegende Bedeutung für die Betroffenen, war jedoch nicht Gegenstand der Interviews. Bei Auftreten von Komplikationen müssen jedoch immer wieder Diagnosen gestellt werden, die für die Kranken ebenfalls von vitaler Bedeutung sind und in den Interviews zur Sprache kommen. Ob es sich beim Auftreten von Fieber um eine „normale" Verkühlung handelt oder um die Zeichen einer Abstoßungsreaktion, welche Ursache einer Verminderung der Harnproduktion oder einer anderen unerwarteten Störung des Befindens zugrunde liegt, hat weitreichende Folgen für den weiteren Verlauf der Erkrankung und für das Leben der Betroffenen. Frau Arnold schildert den Vorgang bei der Diagnosestellung der Tuberkulose, die bei ihr als Komplikation aufgetreten war, so:

> „Also eben vor einem Jahr hat sich wieder gezeigt, dass da irgendwas nicht in Ordnung ist und die erste Diagnose – letztlich war das dann die Tuberkulose, diese Diagnose selber ist ja eh' nicht sehr lustig, ist eh' schlimm genug – aber die erste Diagnose war: ‚Das schaut aus wie – ein Lungenkrebs!' Und das haben mir die Ärzte dann auch schon gesagt, und da war's dann aus mit mir, also da hab' ich dann wirklich nimmermehr wollen..."

Daraufhin sei eine Psychologin zu ihr gekommen, erzählt Frau Arnold weiter, mit der sie ein „ziemlich ausführliches Gespräch" geführt habe,

> „und die hat mir dann letztlich recht gegeben, dass es logisch ist, dass ich durchdreh' bei dieser, bei dem, was ich schon alles mitgemacht hab', und dann noch die Diagnose Lungenkrebs – das so hingeworfen dann – wäre es kein Wunder, wenn ich (lacht), wenn ich halt nicht besonders gut drauf bin, ja, und das war's eigentlich. Dann ist sie wieder gegangen."

Hier könnte man ansetzen mit Verbesserungen, fügt Frau Arnold hinzu, man müsste in dieser Richtung wirklich mehr anbieten, es gäbe viel zu wenig Psychologen im Allgemeinen Krankenhaus, diese könnten aus Zeitgründen gar nicht wirklich auf jeden Kranken, der das benötigt, eingehen. Frau Arnold hat damals ein ausführliches Gespräch mit ihrer Nichte über ihre Situation geführt, und das hat ihr „fast mehr gebracht wie das mit der Psychologin."

Information über die Folgen der Transplantation

Viele der von uns Interviewten vergleichen die Zeit nach der Transplantation mit der Zeit der Dialyse, sprechen von ihren damaligen Erwartungen und davon, ob und wieweit diese Erwartungen nun realisiert sind bzw. sogar übertroffen wurden. Die meisten sind sehr froh über die Verbesserungen, die ihnen der Eingriff gebracht hat. Der Informationsbedarf *vor* der Transplantation wird besonders bei den Kranken sichtbar, bei denen nicht alles so eingetreten ist, wie sie es sich vorgestellt hatten.

Die Zeit der Dialyse wird von den meisten Betroffenen als belastend empfunden. Häufig wird ihnen dann von Ärzten und Pflegepersonen in Aussicht gestellt, dass sie nach der Transplantation wieder „normal leben" werden können. Nicht immer trifft dies zu, oder wenigstens nicht im vollen Ausmaß, was einerseits mit den vielen möglichen Komplikationen zusammenhängt, andererseits aber auch damit, dass es – wie in einem der vorhergehenden Kapitel gezeigt wurde – sehr stark von der Lebenssituation und der Bezugsgruppe der Betroffenen abhängt, was von ihnen unter „normal" verstanden wird.

Eine der Kranken, deren Erwartungen durch eine Reihe von Komplikationen enttäuscht wurden und die eine vorherige Information darüber bitter vermisst, ist Frau Arnold, von der gerade im Zusammenhang mit der Diagnosestellung die Rede war. Sie sei „unheimlich naiv in das Ganze reingeschlittert", sagt sie von sich, was aber nicht bedeutet, dass sie nicht von sich aus Information gesucht hätte:

> „Ich hab' zwar vorher auch schon sehr viele Gespräche geführt – mit Ärzten und betroffenen Patienten auch –

> und mit Pflegern und dergleichen. Aber die Grundaussage der Leute, die ich g'rad erwähnt hab', war immer die: sobald Sie transplantiert sind, können Sie ein ganz normales Leben wieder führen und alles ist wieder ganz normal und toll und Spitze und super und wie gesagt, der Satz: Sie können ein ganz normales Leben führen, der ist also immer..., den hab' ich immer so mitgenommen während der ganzen Dialyse und das hat mich so richtig aufrecht erhalten – ja, dem ist aber nicht so..."

Sie habe zu wenig Informationen darüber bekommen, welche Probleme es nach der Transplantation geben kann, und als solche dann aufgetreten sind,

> „dann bin ich natürlich aus allen Wolken gefallen, wie ich dann gemerkt habe: na, so ist das nicht."

Frau Arnold stört die fehlende Aufklärung vor der Transplantation umso mehr, als ihr Ärzte zu verstehen gaben, dass es sich bei ihren Problemen nicht um einen seltenen Einzelfall handelt. Als bei ihr die Tuberkulose diagnostiziert wurde,

> „haben mir einige Ärzte gesagt: Na ja, das kommt eh' oft vor. Das hab' ich *nicht* gewusst."

Frau Arnold meint trotzdem, sie hätte sich auch transplantieren lassen, wenn sie vorher gewusst hätte, was sie erwartet, doch hätte sie ihr Leben anders geplant und sich damit Schwierigkeiten erspart, die ihr jetzt das Leben schwer machen. So musste sie etwa für ihr Geschäft einen Angestellten aufnehmen, weil sie sich zeitweise nicht darum kümmern kann. Dies hatte sie nicht vorausgesehen, und es stellt für sie ein finanzielles Problem dar.

Bei Frau Brenner hat sich der Gesundheitszustand durch die Transplantation wesentlich gebessert. Trotzdem verwendet sie ebenso wie Frau Arnold das Wort „naiv", wenn sie von ihren Erwartungen an die Transplantation spricht. Sie hatte vor allem die Dauer der Zeitspanne unterschätzt, in der sie sich nach dem Eingriff noch nicht voll einsatzfähig fühlen würde. Sie erzählt:

> „... dass ich ziemlich naiv, glaub' ich, in die ganze Geschichte hineingegangen bin, vielleicht auch zu meinem eigenen Schutz oder zu meinem eigenen Glück, ich hab' mir halt gedacht, nach der Operation wird es halt ein paar Monate dauern, und dann werde ich wieder ganz die Alte sein, hergestellt sein und werde ganz normal arbeiten gehen können und letztendlich hat es doch einen ziemlich langen Zeitraum gedauert..."

Mit 31 Jahren eine der jüngsten unserer InterviewpartnerInnen, hatte Frau Brenner geglaubt, sehr bald wieder arbeiten gehen zu können. Tatsächlich litt sie jedoch an ständiger Müdigkeit. Nach ca. einem halben Jahr nahm sie die Berufsarbeit wieder auf. Erst nach gezieltem Spezialtraining brachte sie es so weit, dass sie sich zur Zeit des Interviews, zwei Jahre nach der Operation, wieder in einer relativ guten körperlichen Verfassung fühlt, auch wenn sie meint, noch weiter daran arbeiten zu müssen.

Allerdings ist in diesem Fall nicht mehr so deutlich, ob Frau Brenner wirklich eine genauere diesbezügliche Information vor der Transplantation gewünscht hätte. Wenn sie von eigenem Schutz oder Glück spricht, so wird in ihren Worten auch die Schutzfunktion eines nicht ganz realistischen Optimismus sichtbar, der den Kranken hilft, die für sie schwersten Zeiten des Krankheits- und Behandlungsverlaufs zu ertragen. Noch deutlicher spricht diesen Gedanken – bzw. diese Ambivalenz – Herr Swoboda aus, der in den ersten Wochen nach der Transplantation unter starken Nebenwirkungen der Medikamente litt:

> „Ich hätte mir zuerst gewünscht, dass man sagt, die Nebenwirkungen der Tabletten erfährt man vorher, vor der Operation – nur, wenn man das alles genau geschildert bekommt, ob man sich nicht die Operation überlegen würde. Die Nebenwirkungen, es ist vielleicht ganz besser, wenn man es erst nachher erfährt, wenn man die Niere schon hat."

Herr Swoboda hat sich in der ersten Woche, in der er nach der Transplantation zu Hause war, sehr schlecht gefühlt und sich gesagt, wenn er dies gewusst hätte, hätte er die Niere nicht gewollt. Jetzt ist er jedoch zuversichtlich und froh, der Transplantation zugestimmt zu haben:

> „Von *der* Warte aus hat es das Spital richtig gemacht."

Es ist sicher eine Herausforderung für die Angehörigen der Gesundheitsberufe, im Einzelfall abschätzen zu können, wie viel Informationsbedarf generell besteht, über welche Aspekte der/die Betreffende genauer aufgeklärt werden möchte und welcher Zeitpunkt dafür der richtige ist. Unterschiede in den diesbezüglichen Bedürfnissen können in der persönlichen Lebenssituation, aber auch in der Persönlichkeit der Kranken liegen. Solche unterschiedlichen Bedürfnisse waren auch Gegenstand einer Untersuchung, die M. J. van Vliet zur Vorbereitung auf die Gastroskopie durchgeführt hat. Schließlich wurden zwei Varianten des Informationsvorgangs ausgearbeitet: Die Gruppe derer, die es vorzogen, die Angst dadurch möglichst gering zu halten, dass sie keine ausführliche Information wünschten, erhielt nur die unbedingt nötige Information. Den anderen, die Informationen über die Untersuchung suchten, um die Angst vor dem Unbekannten zu reduzieren, wurden sehr ausführlich informiert.[84]

Es ist auch nicht immer von vorneherein absehbar, was von den einzelnen Betroffenen als Vor- oder als Nachteil einer Veränderung angesehen wird. Dies zeigte sich in unserer Untersuchung bei den Vergleichen, die viele Interviewte zwischen der Zeit der Dialyse und der Zeit nach der Transplantation anstellten. Die meisten empfanden die Abhängigkeit von der Dialyse als große Einschränkung ihrer Autonomie, schon wegen des damit verbundenen Zeitaufwands; dieser fällt nach der Transplantation weg. So beschreibt Frau Hutter die Verbesserung mit folgenden Worten:

> „Ich kann schlicht und einfach ganz normal leben, das ist so die Grundaussage von dem Ganzen, dass ich nicht dreimal die Woche ins Spital gehen muss auf vier, fünf Stunden oder noch länger dort sein muss..."

Man kann es jedoch auch anders sehen. Zwei Personen unter den von uns Interviewten, die im übrigen mit dem Erfolg der Transplantation sehr zufrieden sind und beide zur Gruppe derer gehören, die jetzt „wie jeder normale, gesunde Mensch" leben können, sehen für sich doch auch Autonomievorteile der Dialysezeit. Herr Ramharter ist ein Mensch, der gerne „alles im Griff" haben möchte. Er führte die Peritonealdialyse selbständig durch und empfindet die damalige Zeit als sorgloser, weil er alles selbst organisieren konnte. Herr Preissl wiederum sieht auf dem Hintergrund seines Berufs die Sache von der technischen Seite und ist lieber von einer Maschine abhängig als von einem Spenderorgan:

> „weil als Techniker weiß ich, bei einer Maschine kann man da an diversen Knöpfchen drehen und man kann bei der Dialyse sehr viele Dinge einstellen, so, dass halt alles so funktioniert wie's soll..."

Dies sei wahrscheinlich eine sehr mechanistische Betrachtungsweise, setzt Herr Preissl hinzu, aber sie habe ihm während der Zeit der Dialyse geholfen.

Eine schwerwiegende Problematik für alle Organtransplantierten bringt neben der Infektionsgefahr die Möglichkeit einer Abstoßungsreaktion mit sich, die eine lebenslange Bedrohung darstellt. Allerdings lässt sich hier aufgrund der Interviews nicht genau abgrenzen, wie viel Information bereits vor der Entscheidung zur Transplantation und wie viel erst später erwartet wurde. Vermutlich ist auch hier eine Ambivalenz zwischen dem Wunsch nach Information und dem Bedürfnis, seinen Optimismus bewahren zu können, mit im Spiel. Nach der Operation und vor der Entlassung aus dem Krankenhaus dürften vor allem konkretere Informationen benötigt werden. So schrieb Frau Nowotny auf den Fragebogen, sie hätte gerne Information darüber gehabt, wie sich eine Abstoßungsreaktion auswirkt und was in diesem Fall unternommen würde.

Auch Herr Preissl, ein sehr selbständiger und gebildeter Patient, sagt, er habe sich über eine mögliche Abstoßungsreaktion „eigentlich sehr unklar informiert gefühlt“,

> „und da hat mir eigentlich erst vor relativ kurzer Zeit eine Ärztin in der Ambulanz wesentliche Hinweise gegeben, wie man eben auch als Patient die Abstoßungsreaktion erkennen kann...“

Dieser Art von Information kommt große Bedeutung zu, um rechtzeitig Maßnahmen setzen zu können, die eine Abstoßung vielleicht noch verhindern können, andererseits aber um den Kranken unnötige Aufregungen zu ersparen. Nicht jede Abstoßungsreaktion muss mit einer tatsächlichen Abstoßung enden.

Eine weitere Problematik, die einem Teil der Befragten vor der Transplantation nicht bewusst gewesen sein dürfte, ist die lebenslange Abhängigkeit von regelmäßigen ärztlichen Kontrollen, die die Bewegungsfreiheit der Nierentransplantierten in bedeutendem Maß eingrenzt. Auch hier ist zu fragen, ob dieser Aspekt nicht auch in die Aufklärung vor der Transplantation einzubeziehen wäre.

Dass er es sich heute „ein zweites Mal überlegen“ würde, sich transplantieren zu lassen, wenn er gewusst hätte, was ihn danach erwartet, sagt in der Gruppe der von uns Befragten nur ein einziger Kranker. Es ist dies Herr Völkl, der zu den mit ihrem Leben nicht Zufriedenen gehört. Seinem Empfinden nach ist für ihn nach der Transplantation fast alles schlechter geworden. Da Herr Völkl jedoch nicht nur nierenkrank ist, sondern auch andere Erkrankungen hat (einen schweren Diabetes, zwei Schlaganfälle), ist schwer zu entscheiden, was mit der Transplantation zusammenhängt und was nicht.

Was den Vorgang der Operation selbst betrifft, so dürfte es von der Einstellung bzw. dem Wissensstand der Kranken abhängen, ob darüber eine genauere Information gewünscht wird. Herr Lindner jedenfalls nahm das angebotene Videoband zwar mit, sah es sich jedoch nicht an.

> „Ich nimm an, der Doktor kann sein Geschäft, mehr, als er kann, kann er eh' nicht machen“, kommentiert er. „Mich hat immer interessiert nachher, ob ich Schmerzen hab' und wenn ja, wie lang... und was ist nachher. Aber man kann sowieso nichts machen... mich interessiert nicht, was der Doktor da schneidet oder was, ich kann ihm sowieso nicht helfen oder sagen: ‚Halt! Ich hab' das im Videoband anders gesehen'; ich schlaf ja sowieso...“

Information und Beratung über Details der Behandlung und der nötigen Kontrollen

Dieser Aspekt steht bei dem Beratungsgespräch auf der Station 20H des Wiener Allgemeinen Krankenhauses, das von Pflegepersonen durchgeführt wird und das wir in einem separaten Schritt ausgewertet haben, im Vordergrund. Genaueres über die Ergebnisse dieser Fragebogenuntersuchung ist im Kapitel „Das Beratungsgespräch vor der Entlassung aus dem Krankenhaus" zu finden. Bei diesem Gespräch wird dem Wissen über die notwendigen Medikamente und den Modus ihrer Einnahme sowie über die Vorgangsweise bei den Kontrollen in der Ambulanz breiter Raum eingeräumt. Aber auch die Zeichen einer möglichen Abstoßung, die wichtigsten Komplikationen, die Durchführung der Flüssigkeitsbilanz und Aspekte des Freizeitverhaltens werden besprochen sowie Adressen von Selbsthilfegruppen ausgeteilt.

Von den meisten Befragten wurde dieses Gespräch sehr positiv beurteilt; es hat sich als eine wertvolle Initiative der Pflegepersonen erwiesen. Es sollte jedoch nicht übersehen werden, dass diese Inhalte, die sich gut in Form einer Gruppenberatung übermitteln lassen, nur einen Teil der benötigten Informationen darstellen. Daneben wird bei vielen Kranken eine individuelle Beratung notwendig sein. In den im Rahmen dieser Untersuchung geführten Interviews kommt deutlich zum Ausdruck, wie sehr sich Fragen der Lebensplanung, der Lebensqualität und des Alltagslebens der einzelnen Person mit den Konsequenzen medizinischen Fortschritts verschränken. Umso mehr ist damit sowohl gezielte und alltagsrelevante ärztliche und pflegerische Aufklärung gefordert als auch teilweise eine Veränderung von Strukturen oder des Organisationsablaufs.

Es geht auch keineswegs nur um die Sicherstellung der "Compliance"[85] der PatientInnen. Für manche der von uns Interviewten ist genau jener Handlungsspielraum besonders wichtig, der es ihnen ermöglicht, „das Leben über die Krankheit hinauszuheben", nicht ihr ganzes Leben auf rigide Vorschriften hin ausrichten zu müssen, sondern autonom darüber entscheiden zu können, wo sie kleine Abänderungen vornehmen. Dies gilt für die Regeln der Einnahme der Medikamente ebenso wie für die Diät oder für Freizeit- und andere Aktivitäten. Gut informierte PatientInnen können besser darüber entscheiden, was für sie noch möglich ist und worauf sie lieber verzichten sollten, und sie verfügen über einen Wissenshintergrund, auf dem sie ihr Recht auf Setzung der eigenen Prioritäten in ihrem Leben realisieren können.

Die Rolle der Angehörigen in Bezug auf die Information

Chronische Krankheit ist eine „family affair", formuliert Grypdonck; sie betrifft nicht nur den Kranken selbst, sondern die gesamte Familie. Sie beeinflusst auch das Leben der anderen Familienmitglieder, gleichgültig, ob diese nun in die Pflege involviert sind oder nicht. Daher kann Pflege von chronisch Kranken nur dann wirksam sein, wenn sie aus der Perspektive der Familie geleistet wird.[86]

Unter Familie ist hier nicht nur die Kernfamilie gemeint. Nach Gubrium & Holstein wird Familie als soziales Konzept begriffen, das sich über intra- oder interpersonelle Beziehungen, durch Fürsorge und Bereitschaft, Verantwortung für die anderen zu übernehmen, definiert.[87]

In unserer Studie lag das Schwergewicht nicht auf der Mitbetroffenheit der Familie. Es könnte allerdings wertvoll sein, die einzelnen „Konzepte" der Kranken, in denen sie ihre Lebens-Erfahrung ausdrücken,[88] daraufhin zu überprüfen, wie weit sie für alle Familienmitglieder Bedeutung haben. In diesem Zusammenhang ist besonders interessant, dass White et al. in einer Untersuchung über Familien von DialysepatientInnen ebenfalls auf das Konzept der „Normalität" des Lebens der betroffenen Familien gestoßen sind. Wo es gelang, eine gewisse Normalität herzustellen, konnte trotz beträchtlicher Einschränkungen eine befriedigende Lebensqualität in der Familie erreicht werden.[89]

Es muss späteren Untersuchungen vorbehalten bleiben, einen der bereits ausgearbeiteten familienorientierten Ansätze auf den speziellen Fall der Krankheitsbewältigung nach Nierentransplantation anzuwenden. Hier sollen nur einige Möglichkeiten angedeutet werden, welche Rolle Angehörigen beim Erteilen der Information durch professionelle Helfer zukommen kann, so wie dies in den Interviews zum Ausdruck kommt.

Einige der von uns befragten Männer haben ihre Gattin aktiv in den Erhalt von Information eingebunden. So hat etwa Herr Binder seine Frau zum Beratungsgespräch mitgenommen:

> „Da war meine Frau auch mit, weil die hat ja das auch wissen müssen."

Herr Preissl hat sich damit begnügt, die erhaltene Information über die notwendige Diät an seine Frau weiterzugeben,

> „was ich also besonders essen soll und weniger essen soll und so."

Auch Herr Swoboda konstatiert:

> „Meine Frau weiß Bescheid genau, wenn es mir nicht gut geht. Gut, die Symptome der Abstoßung kann nur ich beurteilen, nicht, das ist klar, aber im Großen und Ganzen weiß meine Frau Bescheid, ja."

Bei Herrn Lindner interessierten sich sogar Frau und Schwester mehr für Einzelheiten der Operation und der Behandlung als der Patient selbst, und sie waren es, die sich vom Arzt informieren ließen:

> „Meine Schwester und meine Verwandten, die wissen mehr wie ich!"

Möglicherweise hängt diese Einbeziehung der Gattinnen in die Information auch mit der traditionellen Rolle der Frau im Haushalt zusammen. Ihr kommt die Aufgabe des Kochens zu, also muss sie auch zumindest über die Diätvorschriften für ihren Gatten informiert sein.

Bei vier der 18 interviewten Männer war die Gattin am Interview beteiligt. Es handelte sich um Patienten, die zusätzlich an Diabetes erkrankt waren. Drei von ihnen befanden sich in einem eher schlechten gesundheitlichen Zustand, die Gattin sorgte für sie, und diese Kranken sagten, ohne ihre Gattin ginge es gar nicht. „Allein wäre ich verloren", so drückt es Herr Völkl aus. Alle vier Frauen zeigten Interesse an Informationen über Ernährung, Medikamente, Lebensweise und ähnliches, teils um mit ihrem Gatten gemeinsam das Richtige zu tun, teils auch, weil sie glaubten, es für ihn tun zu müssen.

> „Die, die Angst, dass da was sein könnte oder was, mit dem Partner, das ist enorm, ja? Und ich bin auch überall dabei, ich geh' auch zu jeder Operation mit, ich warte, ja? Weil ich weiß: der reagiert nicht richtig... weil er verschweigt manches..."

sagt die Gattin von Herrn Völkl. Frau Hübl bedauert es, nicht beim Beratungsgespräch dabei gewesen zu sein, denn

> „mich hätte immer sehr interessiert, also, wie sich das auswirkt, wenn du sündigst, also sündigst, wenn du isst

> ganz normal, so – ich meine, dir hat es immer gut geschmeckt – und ja, ob das wirklich so gefährlich ist und ob... was man damit anrichten kann... ob das wirklich so verhängnisvoll ist, oder ob man da, so wie du's bei der Dialyse gemacht hast, ganz einfach ein Pulverl mehr dazu nimmt..."

Auch hätten sich beide Ehegatten Hübl ein Kochbuch für Diabetiker gewünscht, nach dem die Frau kochen könnte; jetzt haben sie sich selbst Rezepte zusammengestellt. Alle Paare sprechen relativ viel in der „Wir-Form".[90]

Heimerl und Berlach-Pobitzer haben bei pflegebedürftigen alten Menschen drei Typen von PatientInnen unterschieden, die sich subjektiv als relativ autonom erleben. Sie beschreiben sie unter den Titeln „Autonom ist, wer vieles selbst machen kann", „Zusammen sind wir selbständig: Autonomie durch die Symbiose mit der (Ehe)partnerin" und „Autonom ist, wer sich die notwendige Hilfe selbst organisieren kann."[91] Mit dem zweiten Typus, den die Autorinnen nur unter den männlichen Kranken gefunden haben, könnte man die Paare in unserer Studie vergleichen. Es ist hier jedoch eine Einschränkung zu machen. Heimerl und Berlach-Pobitzer konzentrieren sich stark auf die Handlungsautonomie. Nierentransplantierte sind jedoch in einer anderen Situation. Neben der eventuellen Hilfsbedürftigkeit infolge von Begleiterkrankungen dominiert hier der ungewisse Verlauf der Erkrankung, die Notwendigkeit einer genauen (Selbst)beobachtung und die erforderliche schnelle Reaktion auf Komplikationen. Sicherheit kann hier nur durch wirklich gute Information gewonnen werden. Da in unserer Studie jedoch bei allen vier erwähnten Paaren mindestens ein Partner mit der erhaltenen Information unzufrieden war, kann man hier nicht von einer subjektiven Autonomie „zu zweit" sprechen.

2.2.2 Die Beziehung der chronisch Kranken zu den professionellen Helfern

Grypdonck arbeitet bei ihrer Beschreibung, wie eine für den chronisch Kranken förderliche Beziehung zwischen diesem und den Pflegepersonen gestaltet werden könnte, drei Elemente heraus:

- Die Pflegeperson muss den/die Kranke/n wirklich kennen
- es soll eine von Vertrauen getragene Beziehung sein
- die Autonomie des Kranken muss gewahrt werden.[92]

Im Wesentlichen lassen sich diese Forderungen auch auf die Beziehung des Kranken zu den Angehörigen anderer Gesundheitsberufe, insbesondere zu den Ärzten, übertragen. So betont auch Fritz Hartmann die Bedeutung der Beziehung zwischen dem Arzt und dem chronisch Kranken, wenn er schreibt: „Die Überwachung einer chronischen Krankheit und die Betreuung eines chronisch Kranken erfordern nicht die ständige Wiederholung aller messbaren Größen, die zur Diagnose geführt haben. Wenn man chronisch Kranksein als einen dynamischen Prozess und als eine bewegte Sozialfigur zwischen chronisch Kranken und ihren Ärzten erkannt hat, ist die Aufgabe ständiger Verständigung zwischen beiden dringlich..."[93]

Damit vollzieht sich langsam auch in der Öffentlichkeit – derzeit noch mehr in der Theorie als in der Praxis – ein Wandel der Rolle der professionellen Helfer von der paternalistischen Expertenhaltung weg zur Postulierung einer Interaktion zwischen gleichberechtigten Partnern, wenn auch mit unterschiedlichen Aufgaben. Wie weit jedoch selbst in Ländern wie Kanada, in denen dieses Bewusstsein viel weiter fortgeschritten ist als in Österreich, die Realität hinter den verbalen Bekenntnissen zurückbleibt, zeigen u. a. die Ergebnisse einer Studie von B. Paterson, die sie unter dem Titel „Myth of empowerment in chronic illness" publiziert hat.[94] Paterson ging es in ihrer Untersuchung darum, wieweit PatientInnen mit Diabetes, die von ihren Ärzten als „expert self-care managers" bezeichnet wurden oder sich selbst als solche bezeichneten, eigene Entscheidungen in Bezug auf den Umgang mit ihrer Krankheit treffen konnten. Selbst diese „Experten" berichteten von vielen Hindernissen, die ihnen die Entscheidungsfindung erschwerten, und zwar in zwei Richtungen. Einerseits werteten die professionellen Helfer (meist Ärzte) das Wissen der Kranken über ihre Krankheit und die Reaktionen ihres Körpers ab, reagierten mit Ungläubigkeit oder Ärger auf deren Beobachtungen und maßen den Laborwerten weit mehr Bedeutung zu als dem subjektiven Befinden der Kranken. Wenn sie jedoch nicht offen über ihre eigenen Erfahrungen sprechen könnten, meinten die PatientInnen, könnten sie auch nicht als Partner mitentscheiden; einige gaben sogar zu, dass sie die professionellen Helfer in Bezug auf ihre Selfmanagement-Strategien belogen hatten, weil sie wussten, diese würden sie nicht billigen. Andererseits gaben die Ärzte den Kranken nach deren Ansicht nicht die nötigen Ressourcen, die sie zur Entscheidungsfindung brauchten, vor allem nicht in Anbetracht der konkreten Situation, in der sich diese befanden und zu der auch Faktoren wie Geldmangel, beengte Wohnverhältnisse u. ähnl. gehörten. „They don't care that you have to live with diabetes in a real world and that there are times when your diabetes isn't the most important part of your life", sagte einer der Interviewpartner von Paterson.[95]

In unserer in diesem Band dargestellten Untersuchung nahmen die Interviewten immer wieder zu Gesprächen mit Ärzten, Pflegepersonen und manchmal auch mit anderen Personen wie zum Beispiel Diätassistentinnen Stellung. Oft sind es sehr viele verschiedene Personen, denen die Kranken begegnet sind, entsprechend dem komplexen Krankheitsverlauf. Manches davon wird in anderen Kapiteln dieses Bandes beschrieben. Ein Teil der Stellungnahmen ist positiv, andere wiederum sehr kritisch; meist sind diese Kontakte mit den verschiedenen VertreterInnen der Gesundheitsberufe (behandelnde Ärzte; Ärzte, die in Notsituationen eingreifen; Hausärzte; Pflegepersonen auf der Station und in der Ambulanz usw.) zu kurz und zu flüchtig, als dass man von einer Beziehung zwischen den Personen sprechen und die postulierten Kriterien darauf anwenden könnte. Bei den Ärzten der Ambulanz ist diese Flüchtigkeit durch den turnusartigen Wechsel in den Aufgaben sogar institutionalisiert.[96] Von einer stabileren Beziehung kann man – wenn überhaupt – meist nur zu dem behandelnden Professor sprechen, vor allem bei jenen Kranken, die diesen auch in der Privatordination aufsuchen. Das zu ihm aufgebaute Vertrauen beruht auf seiner großen fachlichen Spezialkompetenz.

> „Ich bin nie... zum Schmiedel gegangen, ich bin gleich zum Schmied gegangen"

betont Herr Rauch, der bei jedem Medikament, das ihm ein Arzt verschreibt, beim Professor oder seinen Assistenten nachfragt. Er meint:

> „Da müsste man, muss man unbedingt jedes Mal den Arzt konsultieren. Aber nicht den, der was der Hausarzt ist, weil der versteht ja auch das wenigste davon. Und, äh, geschweige denn je ein Spital oder so. Auf solche Sachen hab' ich mich überhaupt nicht eingelassen."

Frau Arnold wiederum hat eine privilegierte Stellung in der Ambulanz, sie hat einen „Wunscharzt", dessen Privatpatientin sie war, der ihr Ansprechpartner ist und zu dem sie auch immer gehen darf.

Manche der von uns Interviewten schenken ihr Vertrauen einem Kollektiv, nämlich den Ärzten auf der Nephrologie des Wiener Allgemeinen Krankenhauses. Herr Olbrich ist

> „100prozentig ein Fan von den Ärzten, die mir das gemacht haben."

Auch Herr Rauch betont mehrmals, dass man im Allgemeinen Krankenhaus „keine Nummer" ist. Von einer Beziehung zwischen zwei Personen kann in diesen Fällen aber kaum gesprochen werden. Das „den Kranken wirklich kennen" beruht hier nicht unwesentlich auf einer guten Informationsweitergabe der professionellen Helfer untereinander.

Bei kleineren Problemen wendet sich ein Teil der Befragten an den Hausarzt oder die Hausärztin. Die meiste Unterstützung findet hier Herr Swoboda, der, wie bereits erwähnt, mit seinem Hausarzt befreundet ist:

> „Ich hab' einen Hausarzt, der ist ein Freund von mir, ein Schulkollege. Der ist sehr gut, der wohnt gleich zwei Häuser weiter... ich kann jederzeit gleich zu ihm kommen, am Abend oder was. Denn er kennt mich schon seit zehn Jahren genau, und weiß sofort, was zu machen ist, wenn irgendein Problem auftritt. Also entweder kann er es gleich selbst behandeln oder er weiß sofort: Okay, du musst rein ins Spital, net."

Die persönliche Beziehung, die ständig verfügbare ärztliche Beratung und die klare Entscheidung des Arztes, was in seine eigene Kompetenz fällt und was nicht, geben Herrn Swoboda Sicherheit. Dies ist jedoch ein Einzelfall, der nicht verallgemeinert werden darf.

Was die Pflegepersonen in unserer Untersuchung betrifft, so ist der Kontakt mit ihnen außerhalb der Zeit von Krankenhausaufenthalten ebenfalls sehr sporadisch; er vollzieht sich meist in der Ambulanz. Hauskrankenpflege wird kaum in Anspruch genommen und von den Interviewten derzeit auch nicht benötigt. Eine wirklich kontinuierliche Beratung, sei es von ärztlicher oder von pflegerischer Seite, erfolgt kaum. Manche Aussagen der Interviewten, wie wir sie vor allem im Zusammenhang mit der erforderlichen Information wiedergegeben haben, zeigen jedoch, dass der Bedarf dafür durchaus gegeben wäre. Deshalb möchten wir uns im folgenden Abschnitt noch näher mit der Idee einer „trajectory nurse“ beschäftigen, wie sie Grypdonck beschrieben hat. Darunter ist eine sehr gut ausgebildete Pflegeperson zu verstehen, die den Kranken während des gesamten Verlaufes seiner Krankheit begleitet. Dieses Konzept soll mit den Ergebnissen unserer Untersuchung in Verbindung gebracht werden.

2.2.3 Pflege als Begleitung – Notwendigkeit einer „trajectory nurse“

2.2.3.1 Begleitung chronisch Kranker

Die Gesundheitsversorgung aller Länder ist sehr stark auf Akutkrankheiten ausgerichtet und wird damit den chronisch Kranken, die eine andere Art der Versorgung brauchen, wenig gerecht. „Current systems are not designed for chronic problems“, stellt die Weltgesundheitsorganisation fest.[97] „When health problems are chronic, the acute care practice model doesn't work.“ Nach der WHO sind Veränderungen auf drei verschiedenen Ebenen nötig: auf der Mikroebene, d. h. in der Interaktion zwischen Pflegepersonal und Betroffenen; auf der Mesoebene, indem Pflege, die den Bedürfnissen der chronisch Kranken angepasst ist, organisiert wird; und auf der Makroebene, z. B. durch geeignete Gesetzgebung oder gezielte Finanzierung.[98]

Nach Grypdonck liegt der Fehler darin, dass die Gesundheitsversorgung noch immer sehr stark als eine Tätigkeit betrachtet wird, die Menschen eine bestimmte Zeitlang brauchen. Dann benötigen sie keine Hilfe mehr und das Gesundheitssystem wendet sich anderen Personen zu. Chronisch Kranke bleiben jedoch ihr ganzes Leben lang Klienten der Gesundheitsversorgung, auch wenn sie einmal mehr und einmal weniger auf Unterstützung angewiesen sind.

Zu dieser Unterstützung könnte nach Grypdonck eine Art der Pflege wesentlich beitragen, von der sie ein Bild für die Zukunft entwirft.[99] Diese von Grypdonck als „trajectory nurse“ bezeichnete Pflegeperson, die über einen akademischen Grad verfügen soll, begleitet den chronisch Kranken in den verschiedenen Phasen seines Lebens mit der Krankheit. Sie ist – ähnlich wie der Hausarzt und in Ergänzung zu ihm – für den Kranken eine Bezugsperson, die nicht wechselt, sondern die erste Ansprechperson ist. Sie steht im Bedarfsfall zur Verfügung, berät, informiert, bietet selbst Hilfe an oder vermittelt den Kontakt zu anderen Gesundheitsberufen. Dabei steht sie mit dem Hausarzt und anderen behandelnden Ärzten in Verbindung. Sie ist jedoch kein „Case Manager“, denn die Organisation der Pflege liegt in den Händen des Betroffenen oder seiner Angehörigen. Es geht auch nicht darum, dass die Pflegeperson medizinische Aufgaben übernimmt, die sonst dem Arzt zukommen. Selbstverständlich muss sie unter anderem über gute medizinische Kenntnisse verfügen, ihre Aufgabe ist jedoch eine andere.[100]

Ausgangspunkt für diese Art der Pflege ist das Erleben der Betroffenen. Um den Kranken und seine Familie unter den sich verändernden Umständen wirksam unterstützen zu können, muss die „trajectory nurse“ sowohl seine Situation als auch seine Prioritäten kennen, sie muss wissen, was ihm besonders wichtig ist und wo er Kompromisse schließen kann. Bei jeder Krise, aber auch bei jeder sonstigen Veränderung des Zustands oder der Lebensbedingungen des Kranken ergeben sich neue Herausforderungen für alle Beteiligten.

2.2.3.2 Die sich wandelnde Situation Nierenkranker

PatientInnen nach Nierentransplantation haben meist mindestens drei verschiedene Krankheitsphasen durchlaufen: eine Phase zunehmenden Nierenversagens, bevor die Dialyse unumgänglich wurde; eine kürzere oder längere Zeit, in der sie entweder im Krankenhaus mehrmals wöchentlich hämodialysiert wurden oder selbst bzw. ihre

Angehörigen eine Peritonealdialyse vornahmen; und die Zeit nach der Transplantation. Das heisst jedoch nicht, dass die Krankheitsverläufe der einzelnen PatientInnen gleich wären. Wir möchten zuerst an einem ausführlicheren Beispiel – aus dem Interview mit Herrn Rauch – den Krankheitsverlauf eines nierentransplantierten Patienten darstellen und dann anhand anderer Interviews Varianten dazu aufzeigen. In all diesen verschiedenartigen Situationen benötigen die Kranken Unterstützung.

Herrn Rauch war schon lange bekannt, dass er – genetisch bedingt – Zystennieren hatte; er wollte es jedoch lange Zeit nicht wahrhaben, dass sein gesundheitlicher Zustand immer schlechter wurde. Als ihm der Professor sagte, er solle bald wieder kommen, weil es nicht gut aussähe, ging er daraufhin so lange nicht mehr in die Ordination, bis die Niere den Dienst versagte.

> „Also, für mich ist eine Welt zusammengebrochen. Obwohl ich's ja immer gewusst hab'."

Nach zwei Tagen im Spital und der Behandlung in der Dialyse ging es Herrn Rauch wieder gut. Es dauerte eine Weile, bis er richtig begriff, dass man mit der Dialyse, wenn man einmal angefangen hat, nicht mehr aufhören kann.

> „Man denkt sich allerweil: Maria! Jetzt musst du aber schon wieder..., einen Tag hast du frei, und dann musst du schon wieder dialysieren fahren"

beschreibt er seine damaligen Gedanken. Für ihn, der gewohnt war, sich viel und frei bewegen zu können, war die Dialyse und die vielen dadurch bedingten Einschränkungen „*die* Katastrophe". Manchmal wollte er gar nicht mehr leben. Körperlich vertrug er die Dialyse am Anfang gut. Dann eröffneten ihm die Ärzte, dass sie die geschädigten Nieren herausnehmen müssten. Dagegen wehrte sich Herr Rauch zunächst, die hochgradige Deformation der Organe machte jedoch die Operation notwendig. Eine Woche nach der Operation kam es zu einer Komplikation mit dem Darm, die eine weitere Operation erforderlich machte. In der Folgezeit vertrug Herr Rauch die Dialyse viel schlechter, er hatte Kreislaufschwierigkeiten und fühlte sich ständig müde. Dazu kam, dass er sich in Wien dialysieren lassen wollte, wohin ihn seine Frau mit dem Auto mitgenommen hätte; die Krankenkasse bestand jedoch darauf, dass er dies in H. vornehmen lassen musste, wo man ihn nicht so gut kannte. Manchmal kam es dadurch dazu, dass er am Wochenende fast nichts trinken durfte:

> „Ich bin allerweil gegangen: Kühlschrank auf, Kühlschrank zu... furchtbar!"

Unter diesen Umständen ist es nicht verwunderlich, dass Herr Rauch so schnell wie möglich transplantiert werden wollte:

> „Also ich zum Beispiel hab' unbedingt, also so schnell als wie möglich, unters Messer kommen wollen, also die Transplantation hinter mich bringen. Das gehört gemacht und gerichtet und repariert."

Es ergab sich die Möglichkeit einer Lebendspende, Herr Rauch freute sich und war dann schwer enttäuscht, als er wegen einer Komplikation einige weitere Wochen warten musste. Auch die Spenderin wurde inzwischen nervös, denn auch sie wollte die Operation bald hinter sich haben.

Nach der Operation erholte sich Herr Rauch „unwahrscheinlich schnell", wie er beim Interview sagte, das ca. fünf Monate danach stattfand. Er fühlt sich „wie neu geboren". Aber die Angst ist da, die Niere könnte zu arbeiten aufhören. Bei jedem Befund denkt er sich: hoffentlich hat sich der Wert nicht wesentlich verschlechtert. Denn ein zweites Mal, glaubt er, könnte er „das nicht verkraften". Dabei war Herr Rauch im Vergleich zu vielen anderen PatientInnen insofern in einer privilegierten Position, als er eine Zusatzversicherung hat, im Krankenhaus „ein wunderschönes Zimmer" bekam, den Professor jederzeit anrufen kann und sich dieser persönlich um ihn bemüht. Und doch steht auch er immer wieder vor einer neuen Situation, die er bewältigen muss.

In dieser Schilderung werden sehr gut die verschiedenen Situationen deutlich, die chronisch Kranke erleben und die sie immer wieder vor neue Herausforderungen und Probleme stellen. Im Fall von Herrn Rauch folgte auf die Krisenzeit der Diagnose eine relativ lange Periode ohne besondere Verschlechterung, bis die akuten Symptome eines Nierenversagens eine neue Krise mit sich brachten. Auch die Zeit der Dialyse ist von Auf und Ab gekennzeichnet, von Hoffnungen und Komplikationen, und es müssen schwerwiegende Entscheidungen getroffen werden wie der Entschluss, sich die Nieren entfernen zu lassen oder sich einer Transplantation zu unterziehen. Nach der Transplantation hat sich das Leben von Herrn Rauch wieder stark verändert: es geht ihm gut, aber die Angst vor einer neuerlichen Verschlechterung ist gegenwärtig.

Einen ganz anderen Krankheitsverlauf als Herr Rauch schildert *Herr Völkl,* der für sich nach der Transplantation eine weitere Verschlechterung konstatiert. Herr Völkl ist schon lange Diabetiker; er wusste zwar, dass sowohl ein Nierenversagen wie eine Amputation Komplikationen des Diabetes sein können, dachte aber, dazu könne es erst viel später kommen, nicht schon mit 60 Jahren. Dann kam alles zusammen. Herrn Völkl mussten zwei Zehen amputiert werden, jetzt kann er schlecht gehen und leidet unter Gleichgewichtsstörungen. Die Medikamente, die er seit der Nierentransplantation nehmen muss, beeinträchtigen die Augen so sehr, dass er nicht mehr lesen kann:

> „... seit der, seit der Operation ist eigentlich alles andere angegangen. Dass sie mir die Zehen weggeschnitten haben, die große, die kleine, dass ich nicht sehe, dass ich nicht Zeitung lesen kann, dass ich nicht fernsehen kann, das sind eigentlich alles... Ob das jetzt direkt zusammenhängt, kann ich nicht sagen, aber, ich glaub' halt, das ist für mich alles durch die Transplantation, da ist alles schlechter geworden."

Herr Völkl ist stark von seiner Frau abhängig, die ihn unterstützt, betrachtet die Kontrolluntersuchungen als sehr belastend und sieht keine Zukunftsperspektive mehr.

Wiederum andere Auswirkungen hat die Krankheit bei *Herrn Schwarz*. Während die beiden zuletzt beschriebenen Interviewpartner zur Zeit der Transplantation ca. 60 Jahre alt waren, erhielt Herr Schwarz die Niere bereits im Alter von 27 Jahren. Sein bereits erwähnter Ausspruch „Das wird nicht die letzte Niere gewesen sein" stellt eine durchaus realistische Einschätzung der Situation dar.

Die Jahre der zunehmenden Verschlechterung der Nierenfunktion vor der Notwendigkeit der Dialyse hatte Herr Schwarz nicht als besonders dramatisch empfunden, weil die Verschlechterung langsam vor sich gegangen ist:

> „Weil das eben durch einen sehr langen Zeitraum schlechter geworden ist. So dass man sich eigentlich immer wieder dran gewöhnen kann, an den schlechten Zustand... Also dass man das nicht mitbekommt. Und es hat vorher nichts wirklich weh getan, außer dann kurz davor ist es dann schon schlimm geworden."

Die Dialysezeit dauerte bei Herrn Schwarz ungewöhnlich kurz, nämlich nur sechs Wochen; sie hätte sogar noch kürzer sein können, wenn er nicht aus beruflichen Gründen die Transplantation noch etwas hinausgezögert hätte. Die Niere war eine Lebendspende von seinem Vater, was Herr Schwarz als ideal empfand.

> „Ich kann mir sehr wohl vorstellen, dass es viel schlechter hätte sein können... Es braucht nur keine Lebendspende zu sein und man wartet auf das Organ, zum Beispiel. Nur, es würde schon ausreichen, um die Situation, das ganze, ins Ungewisse umzudrehen“

sagt Herr Schwarz im Rückblick. Momentan geht es Herrn Schwarz nach eigenen Worten „perfekt“, es stellt sich jedoch die Frage, ob die Situation auch bei zukünftigen Transplantationen so günstig sein wird. Er selbst hofft allerdings eher auf eine Verbesserung der medizinischen Möglichkeiten:

> „Man kann nur hoffen, dass es lang genug dauert, dass die Technik dann weiter fortgeschritten ist. Dass man dann möglicherweise keine Immunsuppressiva mehr braucht und das ganze allein dadurch ja schon eine höhere Chance hätte, länger zu funktionieren. Aber – ansonsten, also im Moment, ich habe die Gabe, das alles wegzudrängen.“

In diesem Fall kann also in gewisser Weise ein zyklischer Verlauf der Krankheit und Behandlung angenommen werden, wobei es jedoch keineswegs sicher ist, ob die Ergebnisse der Transplantation jedes Mal die gleichen sein werden.

Andere der von uns Interviewten hatten schon mehrere Transplantationen hinter sich, bis zu dreimal. Herrn Lindner wiederum wurde schon einige Zeit vor der Nierentransplantation die Leber transplantiert, was für ihn ein noch viel einschneidenderes Ereignis war. Einige der Transplantierten werden durch verschiedene Komplikationen behindert wie häufige Infektionen oder Folgeerscheinungen des Diabetes. Für keinen dieser chronisch Kranken ist jedoch der Krankheitsverlauf abgeschlossen wie für einen geheilten Akutkranken. Bei vielen sind neue Krisensituationen wahrscheinlich, müssen neue Entscheidungen getroffen werden, muss das Leben der neuen Situation angepasst werden. Die Kranken in diesen Krisen und bei diesen Entscheidungen zu unterstützen, wäre Aufgabe der „trajectory nurse". Sie könnte dazu beitragen, dass nicht die Krankheit das gesamte Leben der Betroffenen bestimmt, sondern dass es diesen – mit den Worten Grypdoncks – gelingt, „das Leben über die Krankheit hinauszuheben".

2.3. Strukturelle Aspekte

2.3.1 Die Kontrollen in der Krankenhausambulanz

In diesem Kapitel werden Ergebnisse zusammengefasst, die sich auf die nephrologische Ambulanz des Wiener Allgemeinen Krankenhauses beziehen, in der alle von uns interviewten PatientInnen die regelmäßig notwendigen Kontrollen durchführen lassen. Auch diese Ergebnisse wurden aus den Interviews gewonnen und spiegeln die Sicht der Befragten wider.

Der Ambulanzbesuch spielt im Leben der nierentransplantierten Personen eine wichtige Rolle. Die Bindung an die Nierenambulanz im Wiener Allgemeinen Krankenhaus beginnt, vor allem für in Wien oder in der Nähe von Wien lebende Personen, bereits in der Zeit vor der Transplantation und setzt sich nach der Transplantation fort, wenn auch unter anderen Bedingungen. In den ersten Wochen und Monaten nach der Transplantation sind ambulante Kontrollen ein- bis mehrmals wöchentlich vorgesehen. Mit zunehmendem Abstand zur Transplantation nimmt die Häufigkeit der Kontrollen ab und sie können sich auf einige Male pro Jahr reduzieren. Durch die regelmäßige ärztliche Kontrolle wird sichergestellt, dass die Funktion der Niere langfristig gewährleistet ist, die immunsuppressive medikamentöse Therapie den Anforderungen entspricht und Komplikationen oder Unregelmäßigkeiten rechtzeitig erkannt und behandelt werden. Treten im Laufe der Zeit Probleme auf, wird die Häufigkeit der ambulanten Kontrollen wieder erhöht. Infolge dieser lebenslangen Abhängigkeit von einer Institution tragen der Ablauf der Ambulanzbesuche, die Organisation der Termine, die notwendigen Untersuchungen sowie der persönliche Umgang und Kontakt wesentlich zum Wohlfühlen oder Nicht-Wohlfühlen der PatientInnen sowie deren Angehörigen bei.

Eine strukturelle Maßnahme, die sich besonders stark auf das individuelle Wohlbefinden und das Vertrauen in Bezug auf Meinung und Entscheidung von ÄrztInnen auswirkt, ist der in diesem Krankenhaus übliche ÄrztInnenwechsel (die ÄrztInnen rotieren semesterweise innerhalb einer Abteilung).

Der immer wiederkehrende Kontrollbesuch in der Ambulanz stellt in jedem Fall eine Notwendigkeit dar. Im Prinzip läuft er nach folgendem Schema ab: Nach der Anmeldung an der Leitstelle erfolgt die Blutabnahme sowie die Annahme des mitgebrachten 24-Stunden-Harns. Wenn keine besonderen Vorkommnisse vorliegen oder die PatientInnen den Arzt nicht sprechen wollen, gehen sie nach Hause bzw. sie können bei Fragen den Arzt (ohne Diskussion der aktuellen Blutbefunde) aufsuchen. Besteht aus irgendeinem Grund der Wunsch oder Bedarf, die Laborbefunde mit dem Arzt zu besprechen, entsteht eine Wartezeit, die zur Analyse der Blutwerte benötigt wird. Ist diese abgeschlossen und sind die Befunde zugänglich, können die PatientInnen zum ärztlichen Gespräch gehen.

In jedem Fall müssen die PatientInnen drei Tage später im Auskunftszentrum anrufen, um die Einstellung für die immunsuppressive Therapie zu erfahren. Bei der nächsten Kontrolle können die Befunde dann besprochen werden.

2.3.1.1 Kontrolltermine

Für einen Teil der PatientInnen stellen die häufigen Ambulanzbesuche eine Belastung dar, die sich hauptsächlich auf drei Punkte bezieht: auf den Zeitverlust, auf die Unvorhersehbarkeit, wann der nächste Kontrolltermin angesetzt wird, und auf die Schwierigkeit, sich an bestimmten Tagen dafür Zeit zu nehmen.

Was den für die Kontrollen benötigten Zeitaufwand betrifft, so ist er naturgemäß für jene PatientInnen besonders hoch, die einen weiten oder umständlichen Anreiseweg haben. Für einige, vor allem aus Wien oder Städten, die mit öffentlichen Verkehrmitteln gut angebunden sind, stellt der Transport kein Problem dar. Personen, die ein Taxi benötigen oder auf die Rettung angewiesen sind, um in das Allgemeine Krankenhaus zu gelangen, erleben dies als zeitlich belastend. Frau Arnold schildert ihre Situation so:

> „... ja, für mich ist das immer ein großer Aufwand. Weil ich in X. wohne, wo die öffentlichen Anschlüsse ins AKH äußerst mangelhaft sind und die Fahrt mit dem eigenen Auto auch sehr schwierig ist, vor allem, wenn es mir nicht gut geht, wenn ich Fieber hab' oder eben einfach nicht gut beinander bin, ist das für mich auch sehr schwierig; dann bleibt mir oft nur die Rettung über - was ich aber auch sehr ungern in Anspruch nehme, weil die Wartezeiten auf die Rettung speziell beim Heimtransport halt auch unheimlich lang sind und dann sind meistens noch zwei andere Patienten mit dabei, die dann noch vor mir abgeliefert werden und ich bin halt dann in X. irgendwann einmal am späten Nachmittag wieder da..."

Vor allem Personen, bei denen häufigere Kontrollen nötig sind – aufgrund von Komplikationen oder sonstigen Vorkommnissen – müssen diese Prozedur häufig in Anspruch nehmen. Dazu kommt, dass im Fall von Komplikationen wie Infekten, Fieber, Abstoßungsreaktionen usw. der Allgemeinzustand ohnehin reduziert ist und der Transport damit sowohl ein höheres Infektionsrisiko für den Betroffenen als auch eine psychische Belastung für ihn und die Mitreisenden darstellt. Der vielleicht primär kurze Ambulanzbesuch wird durch die Wartezeiten auf die Rettung und die lange Reiseroute um einige Stunden verlängert. Daher werfen auch einige PatientInnen die Frage auf, warum man das Blut nicht vom Hausarzt oder in einem nahegelegenen Krankenhaus abnehmen und nach Wien schicken lassen kann.

Die Kriterien, nach welchen die Termine für die Kontrollbesuche festgelegt werden, sind für die Befragten nicht immer nachvollziehbar. Manche können nicht verstehen, warum sie trotz guter Werte einmal öfter und einmal weniger oft zur Kontrolle kommen müssen. Herr Ott beschreibt dies mit den Worten:

> (ein Arzt sagt): „Sie kommen in sieben Wochen wieder, es war alles in Ordnung, alles, und der Nächste sagt dir dann halt wieder vierzehn Tage."

Dass die Kontrollen nur an bestimmten Tagen möglich sind, kann Berufstätige, vor allem in bestimmten Positionen, vor Probleme stellen. Herr Preissl, Universitätsprofessor, erzählt:

> „Ich hatte massive Probleme, überhaupt Termine für Ambulanzbesuche frei zu bekommen, weil die Transplantpatienten werden nur Montag, Dienstag, Mittwoch betreut in der Ambulanz, und ich habe Montag und Dienstag vormittags Lehrveranstaltungen und Mittwoch vormittags habe ich geprüft."

Die Belastungen, die die Kontrollbesuche für die PatientInnen mit sich bringen können, sollten also nicht unterschätzt werden. Mit Recht zählt Hartmann zu den verschiedenen Lasten, die die chronische Krankheit den Betroffenen aufbürdet, auch die anhaltende Kontrollbedürftigkeit.[101]

2.3.1.2 Warten auf das Gespräch mit dem Arzt

Von der Anmeldung beim Schalter bis zum Aufsuchen des Arztes können ca. eine bis drei Stunden vergehen. Der Ablauf wird durchwegs als reibungslos beschrieben; die Wartezeiten, bis man zum Arzt gehen kann, werden jedoch von Person zu Person verschieden erlebt.

Einigen scheint dies kein Problem zu bereiten. Während Frau Nowotny die Zeit lesend in der Wartezone verbringt:

> „... ich nimm mir halt mein Büchl oder ich nimm mir eine Zeitung mit, ich hab' den News immer mit und den les' ich meistens aus, ich komm' daheim ohnehin nicht dazu, man muss sich danach richten"

geht Herr Swoboda ins Kaffeehaus:

> „ ... na ja, ich gehe runter auf die Ebene 5, tu frühstücken, Zeitung lesen – zwei Stunden sind bald vorbei, es ist nicht so lang. Zwei Stunden sind leicht zu überbrücken, ja."

Es gelingt also einigen Interviewten, die anfallende Wartezeit in einer für sie sinnvollen und gewinnbringenden Weise zu nutzen. Andere kommen damit nicht so gut zurecht und erleben diese Wartezeiten als belastend, da sie die insgesamt für die Kontrolle aufgewendete Zeit stark verlängern.

> „Ist ja ein Wahnsinn. Wir sind einen Dreivierteltag im Spital..."

diesen Eindruck hat Herr Völkl, auch wenn seine Gattin richtig stellt, dass darin die Zeit für den Transport mit der Rettung inbegriffen ist.

Für RaucherInnen beinhaltet die Wartezeit noch einen anderen Aspekt: es geht um den Nikotinverzicht. Herr Lindner beschreibt diese Situation:

> „Nein, es geht um das: jetzt warten Sie dort. Wenn Sie rein gehen ins Spital, ist das Rauchen aus. Jetzt müssen

> Sie dort drei Stunden sein, als Raucher drei Stunden ohne Zigaretten, weil Sie können ja nicht weggehen, denn Sie wissen ja nicht, wann Sie drankommen. Und dort gibt's kein Dings (vermutlich Raucherzonen). Und bei der Leberambulanz, da können Sie am Balkon rauchen, da hören Sie aber wieder nicht, wann Sie aufgerufen werden."

Für jene Berufstätigen, die nicht den gesamten Vormittag dem Ambulanzbesuch widmen wollen, ist Stress beinahe unvermeidlich. Herr Ramharter spricht diesbezüglich von

> „... zwei oder drei Sachen, die extrem schlecht sind, also für mich als Patienten, für mich als arbeitenden Patienten. Es funktioniert alles klass', sie sind alle irrsinnig lieb da... Das Problem ist nur, das Wahnsinnige – aber das Problem gibt es überall anders auch – dass die Leute, die am wenigsten zu tun haben eigentlich, sich am meisten vordrängen, und die tolerieren das. Das heißt, die ganzen Pensionisten oder die Arbeitslosen wollen als Erstes drankommen, ich aber habe den nächsten Termin im Büro schon wieder um zehn."

Um alle Termine in Einklang zu bringen, ist Herr Ramharter darauf angewiesen, zwischen der Blutabnahme und dem ärztlichen Gespräch ins Büro zu fahren und Kundentermine wahrzunehmen. Allerdings wirkt sich der daraus resultierende Stress auf das körperliche Wohlbefinden negativ aus, was früher oder später zu Komplikationen am transplantierten Organ führen könnte.

In den Interviews mit nierentransplantierten Personen, die im Berufsleben stehen, wird die Problematik sichtbar, mit der berufstätige chronisch kranke Menschen und im besonderen solche nach Transplantationen konfrontiert sind. Sie sind lebenslang auf regelmäßige

Kontrollen sowie intensiv wirkende und teure pharmakologische Produkte angewiesen. Ersteres führt dazu, dass sie mehr oder minder häufig vom Arbeitsplatz fernbleiben müssen, letzteres ist vor allem finanziell belastend. Die Arbeitsplatzsicherheit wird damit zum vordringlichen Aspekt im beruflichen Alltag, damit das Leben nach der Transplantation überhaupt leistbar ist.

Manche Patienten können nicht nachvollziehen, warum sie einmal zum Arzt gehen sollen und das andere Mal nicht. Für Herrn Ott sieht dies so aus:

> „Ich komm hin nach vierzehn Tagen: ‚Wie geht's Ihnen? – Danke – Sie können heimgehen.' Dann komm' ich wieder hin, nach vierzehn Tagen: ‚Wie geht's Ihnen?' – Danke – Sie müssen heut' zum Arzt'. Grundlos!"

Andererseits gibt es versierte PatientInnen, die sich die Arztkontakte durchaus richten können und selbst entscheiden, ob es notwendig ist, den Arzt zu sprechen oder nicht. Dies ist ein Ergebnis der jahrelangen Kontakte zum medizinischen und pflegerischen Personal in der Ambulanz:

> „Mein Privileg ist, dass ich jedes Mal diskutieren kann, ob ich zum Doktor reingehen muss oder nicht, weil ich sag', ich muss ihm nicht jedes Mal meine Lebensgeschichte erzählen, weil wenn es mir gut geht, dann brauch' ich nicht zu einem Doktor gehen, ich geh nur dann rein, wenn es mir schlecht geht"

sagt Frau Hutter. Diese Freiheit oder das Privileg, sich frei zu entscheiden, ob man auf die Blutbefunde warten und das ärztliche Gespräch suchen will, hat jedoch auch Nachteile. Sollte es zu einer Veränderung im Blutbild der PatientInnen kommen, so wissen sie bis zum nächsten

Kontrolltermin nicht genau, was die Ursache dafür sein könnte. Die Gattin von Herrn Hübl beschreibt dies eindringlich:

> „Wir sind 40 km Rad gefahren und du warst am Montag dann bei der Kontrolle, nicht; und – am Mittwoch kriegst du den Befund und das Kreatinin ist gestiegen. Um Gottes Willen, um Gottes Willen, wieso denn und was haben wir denn falsch gemacht und was war die Schuld dran? Und dann erst beim nächsten Mal, im Gespräch, hast du dem Arzt gesagt, also wir haben eine Radl-, eine größere Radltour gemacht. Und dann: ‚Das erklärt alles!' Es ist dann wieder nach unten gegangen, aber eine Aufregung hätten wir uns erspart."

In Anbetracht des Bewusstseins, dass immer die Gefahr einer Abstoßungsreaktion gegeben ist, können solche Unsicherheiten, vor allem wenn sie länger bestehen und öfter auftreten, eine beträchtliche Belastung darstellen.

Ein wichtiger Beitrag dazu, ob die Betroffenen Verständnis für die Wartezeiten aufbringen können, liegt in möglichst großer Transparenz der Vorgänge in der Ambulanz. Durch das ständige Kommen und Gehen von weißgekleideten Personen kann bei den PatientInnen der Eindruck entstehen, dass ohnehin genügend Personal in der Ambulanz vorhanden sein müsste, um einen raschen und reibungslosen Verlauf zu gewährleisten. Viele dieser Personen gehen jedoch nur durch die Ambulanz durch oder es handelt sich um ambulanzfremde Personen, die in diesem Bereich etwas zu erledigen haben. Selbst für Herrn Preissl, der sich dessen bewusst ist, dass die Blutanalyse eine gewisse Zeit benötigt, ist es belastend,

> „wenn sich das dann wirklich ewig dahinzieht und man weiß nicht, dauert das jetzt noch fünf Minuten oder eine Stunde oder zwei Stunden... Wenn ich weiß, ich muss

noch eineinhalb Stunden warten, dann kaufe ich mir zwischendurch was zum Essen; wenn ich weiß, dass ich in fünf Minuten drankomme, dann sitze ich halt die fünf Minuten noch aus..."

Ebenso scheint Transparenz in Bezug auf die patientenbezogene Routine immens wichtig zu sein. Klare Regeln und ein regelgeleitetes Vorgehen unterstützen die Nachvollziehbarkeit. Wenn PatientInnen wissen, nach welchen Kriterien die Kontrolltermine vergeben werden, und sie den Zusammenhang mit ihrer eigenen Situation sehen, dann verstehen sie vermutlich auch wechselnde Intervalle. Ähnliches gilt für die Notwendigkeit eines Gesprächs mit dem Arzt. Erfolgt der Kontakt mit den Ärzten regelmäßig oder aufgrund vorab definierter Kriterien, so ist die Nachvollziehbarkeit gegeben. Entsteht jedoch der Eindruck der Zufälligkeit, stößt dies bei den PatientInnen auf Verständnislosigkeit und Unzufriedenheit.

2.3.1.3 Telefonische Befundauskunft

Die Blutanalysen zur Feststellung des Medikamentenspiegels der Immunsuppressiva nehmen eine gewisse Zeit in Anspruch. Nach drei Tagen sind die Analysen abgeschlossen. Sollten die Werte vom Normbereich abweichen, werden die PatientInnen vom Krankenhaus angerufen und informiert. Sonst können die PatientInnen drei Tage nach dem Ambulanzbesuch in einer Telefonzentrale anrufen und erfahren dort den Medikamentenspiegel und die diesem entsprechende Dosierung der Medikamente. Diese Telefonzentrale ist drei Tage in der Woche für jeweils drei Stunden besetzt. Wie schlimm die Wartezeit bis zur Bekanntgabe der Befunde für manche Kranke sein kann, die eine Verschlechterung der Werte fürchten, wurde schon im Kapitel „Unsicherheit und Angst" am Beispiel von Herrn Pichler geschildert. Aber auch wer sich weniger Sorgen um den Befund macht, kann verunsichert sein, weil er längere Zeit nicht sicher ist, ob er die Medikamente in der richtigen Dosierung nimmt. Dies ist der Fall bei Herrn Ott:

> „Und der Befund kommt dann oft erst zwei Tage später rein – jetzt ist das ein Problem, du kannst nur anrufen – ah, ab Mittwoch. Jetzt steh ich mitunter eine ganze Woche da und weiß die Medikation nicht."

Da viele PatientInnen zur selben Zeit anrufen, können die Leitungen sehr lange besetzt sein, Wartezeiten entstehen, die als belastend erlebt werden. Besonders dramatisch schildert dies Herr Völkl:

> „da musst du um drei Nachmittag anrufen, eine Katastrophe, da kommst du ja nie durch, ... furchtbar!"

Auch Herr Binder bezeichnet das Anrufen wegen der Befunde als einen „Horror". Er habe schon dreimal den Versuch aufgegeben, erzählt er, weil er eine Dreiviertelstunde lang nicht durchgekommen sei.

Für einen Teil der PatientInnen stellt das Anrufen in der Telefonzentrale jedoch kein Problem dar, sie meinen, alles würde ganz gut funktionieren. Positiv erleben es manche Betroffenen, dass im Falle von Abweichungen der Werte vom Krankenhaus aus angerufen wird. Es bedarf jedoch weiterer Untersuchungen, ob dies alle PatientInnen so empfinden. Es ist ebenso gut möglich, dass manche bei jedem Telefonanruf erschrecken, wie dies Cohen – allerdings für eine andere Situation, nämlich die Benachrichtigung der Eltern schwerkranker Kinder nach Routinekontrollen – berichtet.[102]

2.3.1.4 Der ÄrztInnenwechsel

Die aktuelle Struktur in der nephrologischen Abteilung im Wiener Allgemeinen Krankenhaus sieht einen regelmäßigen Wechsel der

ÄrztInnen innerhalb der Abteilung vor; dies bedeutet, dass alle sechs Monate das Ärzteteam in der Ambulanz wechselt. Dieser Wechsel wird von den Befragten größtenteils negativ wahrgenommen. Nur wenige Personen haben damit kein Problem, sie sagen, ihr Akt liege auf und die ÄrztInnen würden nachschauen, sich informieren und sich dann auskennen, bzw. es werden alle ÄrztInnen als sehr kompetent und gut empfunden.

> „Ich sag' mir so, ich bin für meinen Beruf gut ausgebildet worden, ich nehm' das gleiche vom Pflegepersonal und von den Ärzten an, ich mein', wir sind alle nur Menschen, jedem unterlauft ein Fehler, aber ---- ich hab' diesbezüglich vollstes Vertrauen"

ist die Meinung Herrn Olbrichs. Auch Herrn Rauch – für den als Privatpatienten allerdings der Kontakt zum behandelnden Professor eine Kontinuität herstellt – stört der Ärztewechsel in der Ambulanz nicht:

> „Wenn ich reingeh' ins AKH und ich treff' alle Leute, die ich da im AKH kennengelernt hab', von den Schwestern angefangen bis zu den Ärzten und zu den Professoren und so weiter und alles – muss ich Ihnen ganz ehrlich sagen, ich weiß nicht, ob das bei mir so ist, aber eins muss ich dazusagen: die müssen ja ein Gedächtnis haben! Der sieht mich und sagt sofort: ‚Das ist der R.' Sehen Sie? Und Sie kriegen, ein, ein gewisses Vertrauen dann."

Der Großteil der Befragten beklagt jedoch die Situation, dass sie aufgrund ständig wechselnder ÄrztInnen kein Vertrauen aufbauen können:

> „Aber wenn man alle zwei Monate wieder wen neuen hat, ist's halt schwierig, nicht. Irgendwo soll man ja eine Vertrauensbasis zu einem Arzt haben, nicht?"

sagt Frau Nowotny. Als belastend wird empfunden, dass man immer wieder von neuem seine Krankengeschichte erzählen muss. Besonders verunsichert es jedoch die PatientInnen, wenn sie von verschiedenen Ärzten verschiedene Auskünfte bekommen in Bezug auf ihre Therapie. Herr Ramharter, selbst Arzt, kritisiert diese Situation scharf:

> "... dass man als Patient nicht einen Arzt als Ansprechpartner hat dort; und das ist das Fürchterlichste für den Patienten überhaupt, ja. Jedes, jedes Mal denselben Kas' erzählen, jedes Mal."

Es sei so, dass

> „... irrsinnig viel Zeit draufgeht, um die ganze Lebensgeschichte wieder zu erzählen, jedes Mal, wenn Sie einen Neuen haben, damit der sich halbwegs zurecht findet. Dann geht jedes Mal die Diskussion an, und es ist wirklich eine Katastrophe, dass jeder Arzt offensichtlich seine Patentrezepte hat, welches Pulverl er bei Hypertonie oder weiß nicht was bevorzugt. Dann sagt er ‚Bah, das ist ein Schas, was er das letzte Mal verschrieben hat, das nützt ja gar nix.'"

Im Interview mit Herrn Völkl und seiner Gattin sagt die Frau: „Wir wechseln ständig die Blutdruckpulver" und Herr Völkl setzt hinzu:

> „Manchmal kenn' ich mich nimmer aus. Der eine sagt, 140 wäre besser, der andere sagt, 120 wäre besser"

worauf die Gattin kurz kommentiert: „Das ist nicht gut."

In diesem System sind auch langfristige Beobachtungen und eine Verlaufskontrolle, zum Beispiel von Schmerzen, schwer möglich. Dieses Problem schildert Herr Binder:

> „Nur zum Beispiel, ich habe eine Zeit lang Schmerzen gehabt heroben, nicht, da auf der Schulter. Na ja. ‚Wie geht es Ihnen?' ‚Ja, ich habe da Schmerzen.' ‚Aha! Na, beobachten wir das.' Na, was soll ich beobachten, wenn ich da Schmerzen habe? Nicht? Und wenn ... die Ärzte sich zwei oder drei Mal früher damit befasst hätten... ‚Haben Sie Schmerzen?'" oder weiß ich was, weil der eine weiß ja das nicht, dass ich da Schmerzen gehabt habe oder dass ich da Schmerzen habe, also muss ich dem das wieder sagen. Der sagt wieder: ‚beobachten', nicht. So wie mir das passiert ist."

An diesem Beispiel zeigt sich, dass das medizinische Personal zwar einen Vorschlag macht, welcher aus professioneller Sicht verständlich und nachvollziehbar ist. Für den Patienten fehlen jedoch inhaltliche Informationen. Erstens versteht er nicht, warum er die Schmerzen beobachten sollte, denn er hat sie bereits und wünscht sich ein Ende der Schmerzen. Zweitens stellt sich die Frage, wie beobachtet werden soll und vor allem, was der Nutzen davon ist. Da Schulterschmerzen nicht direkt mit der Nierentransplantation zusammenhängen müssen, bleiben die Abstände zwischen den Kontrollbesuchen unverändert, d. h. bis zum nächsten Arztbesuch können Wochen vergehen. Wie soll der Patient sich in dieser Zeit verhalten und mit seinen Schmerzen umgehen, umso mehr, als aufgrund der hochdosierten Medikamente und der damit verbundenen Belastung möglicherweise eine gewisse Angst besteht, selbständig Schmerzmedikamente zu nehmen?

Der häufige Wechsel des medizinischen Personals gibt den PatientInnen auch Anlass, die einzelnen ÄrztInnen miteinander zu vergleichen:

> „Es sind oft sehr junge Ärzte, ich seh' das auch ein, dass die das auch lernen müssen, dass die mit den Patienten auch umgehen lernen müssen, nur das ist schon eine schwierige Situation"

konstatiert Frau Nowotny. Ein anderer Patient, Herr Preissl, schildert es so:

> „... es gibt – ich glaube – momentan fünf Ärzte und Ärztinnen in der Ambulanz, die den regulären Betrieb durchführen. Und bei einem war ich nie, bei einer Ärztin war ich am Anfang, und wir sind also absolut nicht ausgekommen miteinander... und die restlichen drei, also zwei Ärztinnen und ein Arzt, mit denen komme ich eigentlich mit allen sehr gut aus..."

Das kann soweit gehen, dass sich die PatientInnen weigern, von bestimmten ÄrztInnen behandelt zu werden, wie es Herr Wittmann beschreibt:

> „Man hat halt Ärzte, zu denen man geht, und Ärzte, die man verweigert... Es gibt eben diese – die Ärzte, die Ärzte sind, dann gibt's die Ärzte, die Menschen sind."

Die PatientInnen haben dabei nicht primär Misstrauen in die fachliche Qualifizierung der ÄrztInnen, sondern es geht um den fehlenden Aufbau von Vertrauen, um mangelnde Sicherheit und fehlende Kontinuität, auch in der Therapie. Ähnlich wie beim Hausarzt würden sie sich für die Nierenambulanz einen Arzt wünschen, der ihr permanenter Ansprechpartner und „Hauptarzt" sein sollte.

2.3.1.5 Die Gesprächssituation in der Ambulanz

Die in den Interviews befragten Personen erwähnen Kontakte zu verschiedenen professionellen Helfern, die in der Ambulanz tätig sind. Sie sprechen besonders häufig über die Interaktion mit Ärzten und Ärztinnen und mit den diplomierten Pflegepersonen. Erwähnt werden auch Personen an der Leitstelle und diejenigen, die für die telefonische Befundauskunft verantwortlich sind. Auf die beiden letzteren Gruppen gehen die Interviewten jedoch nicht näher ein.

Interaktion mit Ärzten und Ärztinnen

Der Kontakt zu den Ärzten und Ärztinnen in der Ambulanz wird unterschiedlich wahrgenommen. Die Befragten erleben sie in einer vielschichtigen Expertenrolle. Manche können trotz des Expertentums individuell auf die Bedürfnisse und Erwartungen der PatientInnen eingehen. Herr Olbrich sieht hier einen großen Fortschritt im Vergleich zu den Erfahrungen aus seiner Kindheit:

> „Sie fragen heute als Patient den Arzt, der gibt Ihnen Auskunft, und wann Sie sagen: ‚Herr Doktor, das hab' ich nicht verstanden, können Sie mir das ein bisserl für einen normal Sterblichen erklären, macht er es, ohne dass er grantig wird oder was, ich hab' noch keinen grantigen Arzt erlebt, in den letzten zweieinhalb Jahren..."

Häufig kommt es aber vor, und das beklagen einige der interviewten Personen, dass manche ÄrztInnen dazu neigen, in ihrem Expertentum auf zwischenmenschliche Aspekte zu vergessen. Manche PatientInnen fühlen sich dann zur „Sache", zur „Nummer" degradiert und schlecht behandelt. Einige sagen: „du bist eine Nummer" oder „da bist du eine Ware." Herr Preissl sagt von der Ärztin, mit der er sich nicht verstanden hat:

> „Die Frau Doktor hat mich behandelt, als wenn ich ein schwachsinniges Kind wäre"

stellt bei den anderen ÄrztInnen jedoch ein „hohes Maß an Unterstützungsbereitschaft und Interesse" fest, was er darauf zurückführt, dass er auch selbst versucht, „ein kooperativer Patient zu sein." Frau Schöndorfer führt die von ihr als abwertend empfundene Behandlung auf ihr Alter zurück:

> „Wenn du über 60 bist, machen sie nicht mehr viel Geschichten mit dir, verstehen Sie mich? ... wann du sagst: dir tut irgendwas weh, dass das sofort mit dem Alter in Verbindung gebracht wird, ja."

Sicherlich hängen manche der geschilderten Probleme auch mit dem oben besprochenen häufigen Wechsel des ärztlichen Personals zusammen. Insgesamt gesehen ist jedoch die Arzt-Patient-Interaktion ein sehr komplexes Geschehen, in dem viele Faktoren eine Rolle spielen, sowohl kognitive – insbesondere, was die Information betrifft – als auch emotionale. Ärztliches Gesprächsverhalten sollte in der Ausbildung gelehrt und trainiert werden.

Was die vorliegende Untersuchung anbelangt, so ist bei der Auswertung der Interviews zu beachten, dass die AmbulanzärztInnen ja keineswegs die einzigen Ärzte sind, mit denen die Transplantierten infolge ihrer gesundheitlichen Situation zusammenkommen. Daneben spielt meist auch ein Hausarzt oder Privatarzt eine Rolle sowie die verschiedensten Ärzte und Ärztinnen, mit denen der oder die Betroffene in Notsituationen in Berührung kommt. Die Meinung der Interviewten über den Kontakt mit den ÄrztInnen ist daher schwer auf das ärztliche Personal der nephrologischen Ambulanz zu reduzieren, sondern eher aus verschiedenen Erfahrungen zusammengesetzt. Diese können in die gleiche Richtung gehen, es kann aber auch sein, dass ein wirklich guter Kontakt – zum Beispiel mit dem Hausarzt – die anderen Erfahrungen relativiert. Aus diesem Grund wurde auch das sehr wichtige Teilgebiet der Information nicht im Rahmen der Analyse der Ambulanzsituation, sondern im Rahmen eines separaten Abschnitts behandelt.

Interaktion mit diplomierten Gesundheits- und Krankenpflegepersonen

Die Haltung und Einstellung der Befragten gegenüber den Pflegepersonen ist durchwegs positiv, nahezu freundschaftlich. Es gelingt den Pflegenden offensichtlich, eine angenehme Atmosphäre zu schaffen, in welcher sich die PatientInnen wohlfühlen. Besonders wertschätzend empfinden die Kranken den Umgang dann, wenn sie mit Namen angesprochen werden:

> „Es ist super, wenn man namentlich schon gekannt wird“

sagt Frau Nowotny. Sie spricht gerne mit den Pflegenden:

> „Aber man kommt dann schon gern und man plaudert auch privat mit den Damen...“

Durch die lange Krankheitsdauer ergibt sich eine besondere Beziehung zwischen den PatientInnen und dem Pflegepersonal. Frau Brenner fasst dies folgendermaßen zusammen:

> „... damit läuft das wirklich auf einer Du-und-Du-Ebene ab und die sehen auch sofort, wenn es einem gut oder nicht gut geht. Also, das ist auch toll, das Gefühl zu haben, dass die einem das sofort glauben, wenn man sagt, es geht einem nicht gut.“

Das Gefühl, sofort Glauben zu finden, gibt den PatientInnen Sicherheit: Sie sehen sich in ihrem Expertentum ernstgenommen, in ihrem Wissen unterstützt und als Personen geschätzt. Die Pflegenden sind für die PatientInnen aber auch Personen, bei welchen sie ihre Sorgen und Ängste abladen können und Zuspruch finden. Frau Hutter, die sich bei einem Ambulanzbesuch nicht sehr gut fühlte, meint dazu:

> „Also einfach auch den Trost zu haben, wenn man auf die Akutwerte wartet, und die eine Schwester sagt, du brauchst dir keine Sorgen zu machen, mit der Niere ist alles in Ordnung, du hast halt nur eine Verkühlung. Und wenn sie dann merkt, es fällt einem ein Stein vom Herzen, weil das halt in Ordnung ist, die nimmt dich einfach einmal zu sich, nicht?"

Unterstützung, Trost, Nähe und Vertrautheit sind durch lange und kontinuierliche Kontakte und Besuche möglich. Gerade in Situationen, die für den/die Einzelne/n belastend oder mit Unsicherheit verbunden sind, ist das offene und aufrichtige Trostspenden oder Dasein eine Stütze, um wieder Halt und Zuversicht zu vermitteln. Der persönliche und individuelle Umgang, sei er zeitlich auch noch so kurz, zeigt den PatientInnen die Wertschätzung ihrer Person.

Ob es ein Zufall ist, dass die zuletzt zitierten Passagen alle von weiblichen Interviewten stammen, obwohl Frauen in der von uns untersuchten Gruppe stark unterrepräsentiert sind, oder ob hier auch geschlechtsspezifische Unterschiede maßgeblich sind, kann aus dem vorliegenden Material nicht beantwortet werden. Allgemein lässt sich jedoch sagen, dass es allen von uns Interviewten wichtig ist, wie ihnen die professionellen Helfer im persönlichen Kontakt gegenübertreten. Wenn sich die PatientInnen gut informiert und als Menschen ernstgenommen fühlen, gleichgültig ob von Ärzten oder vom Pflegepersonal, können sie leichter und sicherer mit ihrer chronischen Krankheit umgehen. Darüber hinaus zeigt diese Analyse aber auch einige strukturelle Faktoren im Ambulanzbetrieb auf, die von vielen der Interviewten als belastend empfunden werden und ihnen zusätzliche Unsicherheiten verursachen. Hier wäre zu überlegen, wo mit Änderungen anzusetzen wäre.

2.3.2 Das Beratungsgespräch vor der Entlassung aus dem Krankenhaus

Auf der nephrologischen Station 20H des Wiener Allgemeinen Krankenhauses bieten seit 1998 diplomierte Gesundheits- und Krankenpflegepersonen den PatientInnen nach Nierentransplantation und deren Angehörigen Informationsnachmittage an. Die Veranstaltungen finden einmal pro Woche statt und dauern ungefähr zwei Stunden. Die Teilnahme ist freiwillig.

Den Inhalt dieser Informationsnachmittage, die unter dem Titel „Leben mit der neuen Niere“ angeboten werden, bilden Verhaltenshinweise für die Zeit nach dem Krankenhausaufenthalt, und zwar zu den folgenden Punkten:

- den richtigen Umgang mit der immunsupprimierenden Basistherapie
- die notwendigen Ambulanz- und Arztbesuche
- Zeichen einer möglichen Abstoßung der Niere
- Harnwegsinfekte und deren Bedeutung
- das Verhalten bei Magen- und Darmstörungen
- Ernährung und Flüssigkeitsbilanz
- Freizeitverhalten
- Selbsthilfegruppen für Nierentransplantierte

Auf Wunsch der Pflegepersonen, auf deren Initiative die Beratungsgespräche zurückgehen, evaluierte ein Team der Abteilung Pflegeforschung des IPG der Universität Linz diese Informationsnachmittage. Diese Auswertung stellte die erste Phase der in diesem Band geschilderten Untersuchung dar; die Ergebnisse wurden bei der Erstellung des Leitfadens für die nachfolgenden Interviews mit einem Teil der PatientInnen einbezogen. Auch wurde bei den Interviews explizit nach den Erfahrungen mit dem Beratungsgespräch gefragt. Da dieses Gespräch ebenso wie die vorgeschriebenen Kontrollen in der Ambulanz einen Teil des strukturellen Hintergrunds bildet, vor dem die professionellen Helfer mit den Betroffenen agieren, möchten wir einige Ergebnisse dieser ersten quantitativen Evaluation vorstellen, ergänzt durch Aussagen der interviewten Kranken zu dem Beratungsgespräch.

Die Evaluation wurde mit Hilfe eines zu diesem Zweck konstruierten Fragebogens durchgeführt. Ihr Ziel war es, den Pflegepersonen der betreffenden Station Informationen darüber in die Hand zu geben, wie das Gespräch von den teilnehmenden PatientInnen aufgenommen wurde und wie sie auf die Informationsbedürfnisse und -wünsche der PatientInnen eventuell noch gezielter eingehen könnten. Die Zielgruppe der Befragung stellten alle PatientInnen dar, die ab dem 1. 1. 1999 im Allgemeinen Krankenhaus in Wien nierentransplantiert wurden, am Beratungsgespräch auf der Station 20 H teilgenommen hatten und zwischen dem 22. 5. 2002 und dem 31. 10. des gleichen Jahres zur Nachbetreuung die nephrologische Ambulanz des Allgemeinen Krankenhauses aufsuchten. Die Verteilung der Fragebögen wurde von den Pflegepersonen der Nierenambulanz vorgenommen. Insgesamt wurden an die nach den genannten Kriterien ausgewählten PatientInnen 143 Fragebögen ausgegeben, 140 ausgefüllte Bögen kamen zurück. Sie wurden kodiert und mit dem sozialwissenschaftlichen Statistikprogramm SPSS ausgewertet.

2.3.2.1 Zum Ablauf des Beratungsgesprächs

Im Vorfeld der Befragung besuchte eine Mitarbeiterin des Forschungsteams zwei Informationsnachmittage, um sich ein Bild über deren Ablauf zu machen. Für das Beratungsgespräch sind zwei diplomierte Gesundheits- und Krankenpflegepersonen zuständig, die es abwechselnd gestalten. Die PatientInnen haben jederzeit die Möglichkeit, die Teilnahme abzubrechen und zu einem anderen Beratungstermin fortzusetzen.

Die Informationen werden in einer standardisierten Reihenfolge geboten und mit Power Point-Folien unterlegt, die in Papierform als Gedächtnishilfe den TeilnehmerInnen mitgegeben werden. Der Hauptteil der Beratung bezieht sich auf die immunsuppressive Therapie. Da die PatientInnen häufig eine Kombination verschiedener Präparate nehmen, die in unterschiedlicher Form vorliegen oder zu verschiedenen Zeitpunkten eingenommen werden müssen, werden diverse Möglichkeiten besprochen, wobei darauf geachtet wird, dass jeder der Anwesenden Informationen über „seine" Medikation bekommt. Immer wieder wird auf die Wichtigkeit der regelmäßigen und konsequenten Einnahme hingewiesen. Mögliche Nebenwirkungen wie etwa Durchfall oder Erbrechen werden angesprochen und Verhaltensweisen diskutiert, die im Alltag bei deren Auftreten zu beachten sind. Die Pflegenden versichern sich laufend durch Rückfragen, ob alles verstanden wurde. Sie bieten den PatientInnen an, sie jederzeit zu unterbrechen und nachzufragen, eine Möglichkeit, die von den Kranken auch genützt wird. Im Zuge dieses Gespräches erhalten die PatientInnen ein Rezept, damit Angehörige oder Betreuungspersonen bereits vor der Entlassung die notwendigen Medikamente besorgen können.

Neben den Medikamenten spielt die Möglichkeit einer Abstoßungsreaktion eine wichtige Rolle im Gespräch. Ausführlich werden die Zeichen einer drohenden Abstoßungsreaktion besprochen. Durch Ertasten und Befühlen der Körperregion, in der die Niere eingesetzt wurde, sollen die Kranken ein Gefühl für den normalen Zustand entwickeln und eventuelle Veränderungen feststellen können. Ebenfalls sehr ausführlich wird die Vorbereitung auf den ersten Ambulanzbesuch besprochen, womit erreicht werden soll, dass die PatientInnen optimal vorbereitet in die Ambulanz kommen, alle notwendigen Untersuchungen auch tatsächlich durchgeführt werden können und die Kranken keine unnötigen Wege zurücklegen müssen. Des weiteren werden Aspekte des täglichen Lebens wie Ernährungsgewohnheiten, Freizeitverhalten und Körperhygiene besprochen und eine Liste mit den Adressen von Selbsthilfegruppen ausgeteilt.

Die in diesem Beratungsgespräch gebotenen Informationen umfassen also im wesentlichen die verschiedenen Aspekte des therapeutischen Regimes, das von den PatientInnen zu Hause eingehalten werden muss und wie es auch in der Literatur geschildert wird.[103]

2.3.2.2 Ergebnisse der Fragebogenauswertung

Ungefähr zwei Drittel der 140 befragten Personen waren Männer, der Rest Frauen. Der Altersdurchschnitt betrug 51 Jahre, wobei große Altersunterschiede zu verzeichnen waren. Die jüngste der befragten Personen war 21 Jahre, die älteste 78 Jahre alt. Ca. die Hälfte der Befragten war in Wien wohnhaft; ungefähr ein Viertel war zur Zeit der Befragung berufstätig. 89 Prozent gaben an, vor der Nierentransplantation dialysiert worden zu sein, und zwar unterschiedlich lang (zwischen einem Monat und mehr als sieben Jahren). Die Zeitspanne zwischen der Transplantation und dem Zeitpunkt der Befragung lag zwischen einem Monat und zwei Jahren.

Mit dem Fragebogen sollte die Meinung der PatientInnen über das Beratungsgespräch erfasst werden, an dem sie teilgenommen hatten. Er gliederte sich, entsprechend den Inhalten des Gesprächs, in drei Teile. Der erste Teil bezog sich auf die Information über die vorgeschriebenen Medikamente, der zweite auf die Information über gesundheitsfördernde Verhaltensweisen, über mögliche Komplikationen und über den Ablauf von Entlassung und Nachuntersuchungen. In einem dritten Teil wurde nach der Beurteilung des Beratungsgesprächs als solchem gefragt (Verständlichkeit, Atmosphäre, Gelegenheit, Fragen zu stellen u. ähnl.).

Von der überwiegenden Mehrzahl der Befragten wurde das Beratungsgespräch und die dabei erhaltene Information sehr positiv beurteilt. Im folgenden werden einige Ergebnisse genauer wiedergegeben.

Die meisten Befragten gaben an, dass sie sich nach der Beratung in Bezug auf die Medikamente sehr gut bzw. gut informiert gefühlt haben (die Einschätzung erfolgte auf einer fünfstufigen Skala von sehr gut bis sehr schlecht). Besonders gut wurde die Information über die Art der Einnahme der Medikamente beurteilt (67,9 % aller Befragten sehr gut, 20,7 % gut) sowie darüber, was zu tun ist, wenn einmal auf die Einnahme vergessen wurde (53,6 % sehr gut, 26,4 % gut). Kritischer waren die Antworten in Bezug auf die Information über eventuelle Nebenwirkungen. Hier bezeichneten sich nur 34,3 Prozent der Befragten als sehr gut informiert, 29,3 Prozent als gut, 15,0 Prozent als teilweise, 5,0 Prozent als schlecht und 1,4 Prozent (zwei Personen) als sehr schlecht informiert. Die Zahl derer, die die Fragen nach der Information über die Medikamente nicht beantwortet haben, war relativ hoch; sie lag zwischen 8,6 und 17,9 Prozent. Auch zeigte sich ein systematischer Unterschied zwischen den Geschlechtern: Die Männer bezeichneten sich bei allen fünf diesbezüglichen Items als besser informiert als die Frauen; bei zwei Items, die sich beide auf die Nebenwirkungen der Medikamente bezogen, war der Unterschied statistisch signifikant. Die Gründe für diesen Unterschied wären noch näher zu erforschen.

Bei einer Reihe von Fragen zur Information über das Verhalten nach der Transplantation und über mögliche Komplikationen lag die Mehrzahl der Antworten ebenfalls bei sehr gut oder gut. Besonders gut wurde die Information über die Flüssigkeitsbilanz beurteilt; am unteren Ende (Durchschnitt etwas unter „gut“) lag die Information über Magen-Darm-Störungen und über Selbsthilfegruppen. Allerdings gab eine Reihe von Befragten an, an solchen Gruppen kein Interesse zu haben. Auf jede der geschlossenen Fragen folgte hier eine offene Frage, mit der die PatientInnen aufgefordert wurden, anzugeben, welche Information zu dem betreffenden Punkt ihnen eventuell gefehlt hat. Ein Teil der Befragten machte von dieser Möglichkeit Gebrauch. Im Wesentlichen ging es dabei darum, dass genauere Angaben zu manchen Punkten gewünscht wurden. Einige Beispiele: Zu möglichen Harnwegsinfektionen hätten sich einige Befragte genauere Information über Gefahrenherde oder Prophylaxen gewünscht, ein Patient hat die Information vermisst, wie viel Druck die Niere verträgt, andere detaillierte Angaben über das Auftreten von Durchfall, über Flüssigkeitsmengen, über Fernreisen oder Thermalbäder. Bei den Zeichen einer möglichen Abstoßungsreaktion wäre es gut gewesen, zu erfahren, „was kritisch ist und was ignoriert werden darf."

83,6 Prozent der Befragten gaben an, alle nötigen Informationen über den Vorgang der Entlassung erhalten zu haben; in Bezug auf den ersten Besuch auf der nephrologischen Ambulanz waren es 82,9 Prozent, in Bezug auf die weiteren Untersuchungen 73,6 Prozent.

Da die Antworten auf die Fragen nach dem Grad der Informiertheit über einzelne Aspekte der Patientensituation stark miteinander korrelierten, lag die Vermutung nahe, dass es große individuelle Unterschiede in dem Ausmaß gibt, in dem sich die in der Untersuchung erfassten PatientInnen als informiert bezeichneten. Aus diesem Grund wurde für jeden Befragten über insgesamt 18 verschiedene Fragen ein Index berechnet, der ein Richtmaß für die angegebene Informiertheit darstellen soll. Kleinere Werte bedeuteten dabei bessere Information. Dabei zeigte sich, dass ein Großteil der Befragten mit der Information, im Gesamten gesehen, zufrieden war; sieben Personen erreichten sogar den theoretisch möglichen besten Gesamtwert. Einige wenige Personen fanden jedoch die erhaltene Information keineswegs ausreichend. Die zehn Fragebögen mit dem schlechtesten Gesamtwert wurden einer genaueren Analyse unterzogen, doch ließ sich nur in einzelnen Fällen ein bestimmter Grund für diese Einschätzung erkennen. Eine Patientin fühlte sich zum Zeitpunkt des Beratungsgesprächs noch körperlich zu schwach und zu sehr in einer Ausnahmesituation, um viel davon profitieren zu können. Sie hätte sich das Gespräch ein paar Wochen später gewünscht, doch haben ihr nach ihrer Aussage die schriftlichen Unterlagen sehr geholfen. Eine andere fand, dass die Information zu schnell ging, „leider kann man sich nicht alles gleich merken." Einem sehr gebildeten Patienten war die Information zu wenig konkret und differenziert.

Was die Vorgangsweise beim Beratungsgespräch betrifft, so antworteten auf die Frage „Waren die Erklärungen verständlich" 67,9 Prozent mit „unbedingt ja" und 27,9 Prozent mit „eher ja". Für 90,0 Prozent der Befragten war die Menge der beim Beratungsgespräch dargebotenen Information gerade recht; 5,7 Prozent fanden sie zu wenig, 0,7 Prozent zu viel. Auf die Frage, ob sie genügend Gelegenheit hatten, Fragen zu stellen, antworteten 59,3 Prozent mit „unbedingt ja", weitere 34,3 Prozent mit „eher ja". „Eher nein" sagten nur 3,6 Prozent und „unbedingt nein" nur 0,7 Prozent, d. i. ein einziger der Befragten. Eine offene Frage nach der Atmosphäre des Gesprächs wurde von 84 der 140 befragten Personen beantwortet, wobei die positiven Kommentare weitaus in der Mehrzahl waren: „Sehr gut", „angenehm", „locker" waren die häufigsten Aussagen.

In den Antworten auf die Frage, was die PatientInnen am meisten belastet hat, spiegelt sich die allgemeine Problematik der Nierentransplantation wider: Abstoßungsgefahr und Ungewissheit der Prognose, die lebenslange Einnahme von Medikamenten und deren Begleiterscheinungen, die vielfältige Möglichkeit von Komplikationen. Es gibt aber auch individuell gefärbte Antworten wie „der lange Spitalsaufenthalt (6 Monate)", „die weiten Kontrollfahrten", „Schmerzen", „die auszubildenden Ärzte" oder „Einschränkung Schifahren". Auf die Frage, was am meisten geholfen hat, nannten die meisten PatientInnen in verschiedenen Varianten konkrete oder allgemeine Informationen, Gespräche, Beratung oder die Möglichkeit, Fragen zu stellen. Besonders eindringlich drückt dies ein Patient aus, wenn er auf die Frage, was ihm am meisten geholfen hat, antwortet: „Die Wahrheit und nichts als die Wahrheit. – Leider erst drei Wochen nach der Transplantation." Einige Befragte legen den Schwerpunkt auf die Hilfe bestimmter Personen: die Familie, die Ehefrau, die Zimmerkollegen, die Ärzte und Pflegepersonen seien die größte Hilfe gewesen. Einige wenige sehen auch die eigene Leistung im Vordergrund: am meisten geholfen hat „meine positive Einstellung" oder „ich mir."

2.3.2.3 Aussagen über das Beratungsgespräch in den Interviews

In den 22 Interviews, die den Hauptteil der vorliegenden Untersuchung bildeten, äußerten sich die meisten PatientInnen auf Befragen positiv über das Beratungsgespräch. Allerdings lag es bei einigen schon bis zu drei Jahre zurück, so dass häufig nicht alle Einzelheiten in Erinnerung geblieben waren – was im übrigen auch für die Fragebogenuntersuchung gilt. Viele fanden das Gespräch wertvoll zu ihrer eigenen Information, wie Herr Rauch, der sagt:

> „Also das Beratungsgespräch ist einmalig. Also, ich würde von dem sagen, von meiner Sicht aus, ich hab' das voll kapiert..."

Für andere PatientInnen war der Inhalt des Beratungsgespräches nicht mehr so neu, sei es, weil sie sich schon vorher selbst sehr gut informiert hatten, sei es, weil es nicht die erste Transplantation war; sie finden das Gespräch jedoch gut für solche, die noch nicht so viel wissen. Frau Hutter ging nach ihrer dritten Transplantation zu dem damals relativ neu eingeführten Beratungsgespräch, obwohl sie sich sicher war, dass sie auch zu anderen Zeitpunkten Antwort auf eventuell auftauchende Fragen bekommen könnte:

> „... aber das Beratungsgespräch war so quasi das Tüpfelchen auf dem I, so die letzten Informationen für mich zum Kriegen ... das heißt, das war einfach so für mich jetzt zusammenfassend, noch einmal alles zu hören, noch einmal nachzufragen, wenn wirklich was unklar war, ich find' es einfach gut, dass es gemacht wird, weil es gibt ja auch sehr viele Leute, die sich mit dem nicht wirklich auseinandersetzen, was passiert mit ihnen, sondern die lassen es einfach geschehen..."

Allen ist in Erinnerung geblieben, dass sie ausführlich über die Medikamente informiert wurden sowie über die Gefahr einer Abstoßung; manche erzählen auch von den Anweisungen für die Kontrolluntersuchungen. Die Gattin von Herrn Völkl, die am Beratungsgespräch teilnahm, schildert es so:

> „... zumindest zu mir haben sie mir's eingetrichtert, dass ich achte, dass er die Medikamente nimmt, die seien für ihn lebenswichtig quasi. Wenn er die nicht regelmäßig nimmt... dass er das *nie* vergessen darf zu nehmen, ja, weil – dann kann er eine Reaktion haben, dass er sie abstößt. Ja, man muss auch regelmäßig zur Kontrolle ins AKH dann hineinfahren, also auf die Nierenstation, dass das alles passt. Sie haben uns schon gesagt, wie wichtig das ist und was sein könnte."

Die nachdrückliche Schilderung der Gefahr einer Abstoßung hat allerdings bei manchen PatientInnen auch Angst hervorgerufen wie bei Herrn Wittmann, der das Gespräch zweimal besucht hat; die Gespräche mit anderen Transplantierten seien für ihn angenehmer gewesen, sagt er.

Ein Teil der Befragten sieht aber auch die weitgehende Beschränkung der Beratung auf das therapeutische Regime und die angezielte „Compliance". So lebensnotwendig dies für die Betroffenen ist, so kommt für manche doch ein wesentlicher Teil ihres Lebens zu kurz. Im Interview mit Herrn und Frau Völkl kommt gegen Ende des Gesprächs nochmals die Rede auf das Beratungsgespräch. Frau Völkl sagt:

> „Das Beratungsgespräch hat sich rein auf die Medikamente, auf die Gefahr hin bezogen. Wenn du sie nicht nehmen tust, ja... Das war eigentlich, im Endeffekt war das Beratung, dass man das wirklich genau macht und tut; dass man achtet auf das, wenn was sein sollte, eine Reaktion irgendwo, dass man ins Spital mit ihm gleich fährt, oder irgendwas eine Veränderung ist – es war eigentlich – direkt – das seelische Problem eigentlich nicht so angesprochen, dass das da, das da auftreten könnte. So direkt ist es nicht ..., schon auch, aber nicht, nicht, dass sich – ein Mann so schwer tut mit der Situation. Verstehen Sie? Ich weiß nicht, ob Frauen vielleicht genau so sind, das weiß ich nicht. Aber mein Mann hat sich dann schon sehr – sehr, sehr schwer getan."

Gelegentlich wird der Wunsch geäußert, dass auch ein Psychologe am Beratungsgespräch teilnehmen sollte. Einige hätten auch gerne mehr ärztliche Beratung, und zwar nicht nur auf die unmittelbar mit der Transplantation zusammenhängende Medikation bezogen. Viele PatientInnen haben ja auch noch andere Gesundheitsprobleme wie z. B. Diabetes oder Bluthochdruck. Andere suchen eher lebenspraktische Ratschläge, wie Herr Lindner, dessen Wunsch nach „Sozialinformation" im Abschnitt „Information zur Erleichterung des Alltagslebens" ausführlich geschildert wurde.

Häufig wird, wie schon weiter oben dargestellt, der Einwand vorgebracht, beim Beratungsgespräch habe man zwar die Möglichkeit, Fragen zu stellen, aber man wisse noch gar nicht, was man fragen könnte. Bei manchen Fragen habe man auch Hemmungen, sie zu stellen, weil sie entweder zu persönlich sind oder für die anderen nicht interessant sein könnten. Zusammenfassend lässt sich jedoch aus den Interviews entnehmen, dass die überwiegende Mehrzahl der InterviewpartnerInnen das von den Pflegepersonen der Station eingeführte Beratungsgespräch für wertvoll hält und für seine Beibehaltung plädiert, dass es jedoch eine persönliche Beratung nicht vollständig ersetzen kann und auch noch durch andere Informationsmöglichkeiten ergänzt werden sollte. Im Beratungsgespräch sollte man, wie es Herr Preissl ausdrückt,

> „einmal die ganz wichtigen Sachen, ohne die der Patient nicht überleben kann, wenn man ihn in die Freiheit hinauslässt"

sagen. Darüber hinaus aber sollte für alle die Möglichkeit gegeben sein, sich jederzeit die für sie notwendige Information verschaffen zu können. Wie dies geschehen könnte, dafür haben die Betroffenen viele Vorschläge: Internetseiten mit einer Hotline, Telefonnummern, bei denen man rund um die Uhr anrufen kann, Beratungsstellen, Wiederholung der Beratungsgespräche, Informationsbroschüren, Zugänglichmachen von Fachliteratur in für Laien verständlicher Weise und noch anderes mehr. Der Bedarf an mehr Information für Nierentransplantierte ist also durchaus gegeben. Wie ihm Rechnung getragen werden kann, ist Sache aller im Gesundheitswesen Tätigen und nicht zuletzt auch der Politiker.

3. Implikationen für die Praxis

Die Ergebnisse dieser Untersuchung haben gezeigt, dass die Betreuung nierentransplantierter Menschen große Anforderungen an die Kompetenz der Pflegepersonen stellt. Zwar ist nur eine relativ kleine Anzahl dieser chronisch kranken Personen im eigentlichen Sinn pflegebedürftig, doch ist der Bedarf an Beratung und Information allgemein groß.

Da alle Kranken bereits vor dem Spitalsaufenthalt, bei dem sie transplantiert wurden, längere, oft sehr lange Krankheitsphasen durchmachen mussten – charakterisiert durch das Fortschreiten einer Nierenerkrankung und einer darauffolgenden Periode der Dialyse – wäre eine Kontinuität der pflegerischen Betreuung sehr wünschenswert. Im Idealfall sollte die gleiche Pflegeperson dem/der Kranken während aller Phasen der Erkrankung zur Verfügung stehen, wie es Grypdonck unter der Bezeichnung „trajectory nurse" vorschlägt. Die „trajectory nurse" ist bereit, in Krisenzeiten den chronisch Kranken wenn nötig intensiv zu unterstützen; dazwischen kann es jedoch auch längere Perioden geben, in denen allein das Bewusstsein, jederzeit eine bekannte und kompetente Pflegeperson um Rat fragen zu können, die Lebensqualität der Betroffenen wesentlich erhöht.

Anders ist die Situation bei PatientInnen, die an Zusatzkrankheiten leiden, wodurch nach der Transplantation Hilfe durch pflegende Angehörige oder Hauskrankenpflege nötig wird. In erster Linie ist hier der Diabetes zu nennen. Durch starke Sehbehinderung oder durch Komplikationen an den Beinen, die bis zur Amputation gehen können, kann die Selbstständigkeit dieser Kranken nach der Nierentransplantation stark eingeschränkt sein. Häufig handelt es sich dabei um komplexe Krankheitssituationen, die eine Pflege durch hochqualifizierte Pflegepersonen erfordern.

Was den Bedarf an Information und Beratung betrifft, der bei allen nierentransplantierten PatientInnen besonders in den ersten Monaten nach der Transplantation eminent wichtig ist, wurde deutlich, dass nicht nur der Bedarf an einem gut durchdachten Entlassungsmanagement gegeben ist, sondern darüber hinaus die Notwendigkeit einer jederzeit abrufbaren Information und Beratung besteht. Vor der Entlassung aus dem Krankenhaus wird zwar die Vermittlung jener Kenntnisse im Vordergrund stehen, die aus Expertensicht lebensnotwendig erscheinen: die immunosuppressive Therapie, die Gefahr einer Abstoßung, das richtige Verhalten beim Auftreten von Komplikationen. Solche Informationen können im Rahmen eines Gruppengesprächs gegeben werden, wobei sich die Betroffenen möglichst konkrete Informationen in einer für sie verständlichen Sprache wünschen. Darüber hinaus sind jedoch individuelle Beratungsgespräche mit den einzelnen PatientInnen zu führen, um persönliche Fragen zu beantworten oder auf individuelle Probleme einzugehen. Auch sollte sich das Gruppengespräch auf den komplexen Beratungsbedarf beziehen, der sich aus der speziellen Situation der PatientInnen nach Nierentransplantation ergibt. Die Betroffenen müssen mit ihrer Krankheit bzw. mit ihrem körperlichen Zustand leben und es ist für sie sehr wichtig, dass sie die therapeutischen Vorschriften in ihr Alltagsleben integrieren können. Beispiele, in welchem zeitlichen Rahmen z. B. die medikamentöse Therapie variiert werden kann, sind ebenso hilfreich wie Hinweise auf die Möglichkeit finanzieller Zuschüsse oder Ermäßigungen.

Fast alle Interviewten betonten, dass viele wesentliche Fragen erst später auftauchen. Sowohl die PatientInnen als auch die Fachleute wären überfordert, wenn alle Situationen, die theoretisch möglich sind, in kurzer Zeit durchgespielt werden müssten. Hier wäre die Möglichkeit, jederzeit telefonisch oder/und über das Internet kompetente Informationen einholen zu können, eine große Beruhigung für die Kranken und ihre Angehörigen. Eine ständig besetzte Telefonzentrale, eine entsprechende Homepage mit „frequently asked questions“ und einer e-mail-Hotline, ergänzt durch schriftliches Informationsmaterial, wäre hier eine gute Lösung.

Ferner wäre zu überlegen, wie weit es im konkreten Fall möglich ist, Belastungen der Kranken, die aus organisatorischen Gegebenheiten resultieren, zu verringern. Damit ist etwa der häufige Wechsel der behandelnden Ärzte in der Ambulanz, in der die Untersuchung erfolgt, angesprochen oder lange Wartezeiten auf die Befunde bei der Telefonauskunft, die quälende Ungewissheit verursachen. In Krankheitsperioden, in denen eine Dialyse notwendig ist, wäre eine größere Wahlmöglichkeit zwischen verschiedenen Dialysezentren günstig, damit die PatientInnen die zeitraubenden und häufigen medizinischen Prozeduren besser in ihren persönlichen Lebensrhythmus und ihre eigene Situation integrieren können.

Die Zunahme chronischer Krankheiten in unserer Gesellschaft ist eine Tatsache. Viele sehr begrüßenswerte Entwicklungen der Medizin, die das Leben der Kranken verlängern helfen, bringen im Alltag für die Betroffenen neue Anforderungen mit sich, denen sie sich stellen müssen. Die Kranken und ihre Familien beim Finden ihrer je eigenen Lösungen so weit wie möglich zu unterstützen, ist eine Herausforderung auch für die Pflegenden, die viel Wissen und Kompetenz, aber auch Zuhörenkönnen, Flexibilität und Kreativität verlangt. „Ich lebe mit einer Krankheit, ich leb' nicht für die Krankheit“, sagte einer der von uns befragten Patienten. Grypdonck spricht vom „Leben über die Krankheit hinausheben“. Eine wichtige Aufgabe der Pflegenden ist es, Bedingungen zu schaffen, in denen dies gelingen kann.

Literatur

BADURA Bernhard (Hrsg.) (1981): Soziale Unterstützung und chronische Krankheit; Zum Stand sozialepidemiologischer Forschung. Suhrkamp, Frankfurt am Main

BAKEWELL A.B., HIGGINS R.M., EDMUNDS M.E. (2001): Indo-Asian Patients Accept Treatment Of Chronic Renal Failure Poorly. Abstract aus Nephrology Dialysis Transplantation 2001 July, 16, p 1395-1401. Im WWW unter URL: http://www.indegene.com/Nep/Jour/indJour_NDT_Sum-_01-07-2001_2.asp (28.12.2002)

BALTAR J. et al. (2002): Cambios en la calidad de vida relacionada con la salud durante el primar año del transplante renal. Nefrología, vol.XXII., no.3, p 262-268

BOBBERT Monika (2002): Patientenautonomie und Pflege; Begründung eines moralischen Rechts. Campus, Frankfurt/New York

BOBBERT Monika (2003): Patientenautonomie und das Planen und Ausführen von Pflege. In: Wiesemann Claudia et al. (Hrsg.): Pflege und Ethik; Leitfaden für Wissenschaft und Praxis. W. Kohlhammer, Stuttgart, S.71-104

BRICKMAN Andrew L. et al. (1998): Is Satisfaction With Kidney Transplantation Influenced by Personality and Posttransplant Side Effects? Dialysis & Transplantation, 27(11), p 725-733

BRUNIER Gillian et al. (2002): The psychological well-being of renal peer support volunteers. Journal of Advanced Nursing, 38(1), p 40-49

CHABERT Sophie-Isabelle (2000): Lebendnierenspende; Motive und Beweggründe des Spenders im Zuge seiner Entscheidung. Diplomarbeit an der Universität Wien

DALY Barbara J. (1997): Der Umgang mit chronisch Kranken im Krankenhaus. In: Funk Sandra G. (Hrsg.): Die Pflege chronisch Kranker. Hans Huber, Bern, S. 33-42

DAVIES Sue, LAKER Sara, ELLIS Lorraine (1997): Promoting autonomy and independence for older people within nursing practice: a literature review. Journal of Advanced Nursing, 26, p 408-417

DONALD Anna (2001): What is quality of life? Online im WWW unter URL: http://www.evidence-based-medicine.co.uk (29.03.2003)

FALLON Maureen, GOULD Dinah, WAINWRIGHT Steven P. (1997): Stress and quality of life in the renal transplant patient: a preliminary investigation. Journal of Advanced Nursing, 25, p 562-570

FUNK Sandra G. et al. (Hrsg.) (1997): Die Pflege chronisch Kranker. Hans Huber, Bern

GEHRING Michaela (2001): Familie – eine Begriffsdefinition. In: Michaela Gehring et al. (Hrsg.): Familienbezogene Pflege. Hans Huber, Bern, S.15-32

GRÖSSINGER Stephanie (2002): Einfluss der Behandlungsform und der Partnerschaft auf die Lebensqualität und die Krankheitsverarbeitung von chronisch nierenkranken Patienten. Diplomarbeit an der Universität Wien

GRYPDONCK Maria H.F. (1996): Het leven boven de ziekte uittillen; oratie Universiteit Utrecht. Spruyt, Van Mantgem & DE Does BV, Leiden

GRYPDONCK Mieke (1997): Die Bedeutung qualitativer Forschung für die Pflegekunde und die Pflegewissenschaft. Pflege, 10. Jg., Heft 4, S.222-228

GRYPDONCK Maria H.F. (1998): New horizons in the care for the chronically ill. Vortrag auf dem 10th International Nursing Research Congress of Sigma Theta Tau International, July 1998, Utrecht (Manuskript)

GRYPDONCK Maria H.F. (1999): To lift life above illness: the role of the nurse in the care for chronically ill. Vortrag auf der 2. Internationalen Konferenz Pflegetheorien 23.-25.9. 1999 in Nürnberg (Manuskript)

GÜNTER Andrea (1995): Autonomie und die Illusion von Freiheit; Exkurs über die historische und soziale Wandlung eines Ausdrucks. Krankenpflege/Soins infirmiers, 88.Jg., Nr.8/95, S.72-76

HABERMAN Mel R., BUSH Nigel (2001): Methodologisches und Messtechnisches zur Lebensqualität. In: Cynthia R. King/Pamela S. Hinds (Hrsg.): Lebensqualität, Pflege- und Patientenperspektiven; Theorie – Forschung – Praxis. Hans Huber, Bern, S.175-206

HARTMANN Fritz (1996): Mit der Krankheit leben; Über Lebenswert und Würde chronisch kranker Menschen. Wissenschaftsverlag Rothe, Passau

HEIMERL Katharina, BERLACH-POBITZER Irene (2000): Autonomie erhalten; Eine qualitative PatientInnenbefragung in der Hauskrankenpflege. In: Elisabeth Seidl/Marta Staňková/Ilsemarie Walter (Hrsg.): Autonomie im Alter; Studien zur Verbesserung der Lebensqualität durch professionelle Pflege. Wilhelm Maudrich, Wien-München-Bern, S.102-165

HELLIGE Barbara (2002): Balanceakt Multiple Sklerose; Leben und Pflege bei chronischer Krankheit. W. Kohlhammer, Stuttgart

HERMANN Anja et al. (Hrsg.) (2000): Chronische Krankheit als Aufgabe; Betroffene, Angehörige und Behandler zwischen Resignation und Aufbruch. dgvt-Verlag, Tübingen

HICKS Leslie C. (2002): Home Health Care for the Kidney and Kidney-Pancreas Transplant Recipient. Home Health Care Management & Practice, 14(4), p 289-294

HONGXIA Liu (2000): Effect of Informal Support on Quality of Life among Renal Transplant Patients. Abstract. Online im WWW unter URL: http://www.grad.cmu.ac.th/abstract/2000/nur/abstract/nur04003.html (29.03. 2003)

HORSBURGH Martha Elizabeth (2000): Personality Traits and Self-Care in Adults Awaiting Renal Transplant. Western Journal of Nursing Research, 22(4), p 407-437

HUBER Martin (2002): Patientenberatung und -edukation – welche Anforderungsprofile werden an die Pflege in Zukunft gestellt? PR-Internet/ Pflegemanagement 3/02, S.65-72

JAEGGI Eva. FAAS Angelika, MRUCK Katja (1998): Denkverbote gibt es nicht! Vorschlag zur interpretativen Auswertung kommunikativ gewonnener Daten. Technische Universität Berlin, Forschungsbericht aus der Abteilung Psychologie im Institut für Sozialwissenschaften, Nr.2-98

KÄPPELI Silvia (Hrsg.) (1998-2000): Pflegekonzepte; Phänomene im Erleben von Krankheit und Umfeld. Band 1-3. Huber, Bern

KEENAN Jan (1999): A concept analysis of autonomy. Journal of Advanced Nursing, 29(3), p 556-562

KESSELRING Annemarie (Hrsg.) (1996): Die Lebenswelt der Patienten; Pflegewissenschaftliche Studien. Hans Huber, Bern

KING Cynthia R. HINDS Pamela S. (Hrsg.) (2001): Lebensqualität; Pflege- und Patientenperspektiven; Theorie – Forschung – Praxis. Hans Huber, Bern

KING Cynthia R. (2001): Lebensqualität und umstrittene Themen – Eine Übersicht. In: Cynthia R. King/Pamela S. Hinds (Hrsg.): Lebensqualität, Pflege- und Patientenperspektiven; Theorie – Forschung – Praxis. Hans Huber, Bern, S.55-69

KIRK K. (1992): Confidence as a factor in chronic illness care. Journal of Advanced Nursing, 17, p 1238-1242

KOCH-STRAUBE Ursula (2001): Beratung in der Pflege. Huber, Bern

KÖNIG P. (2001): Nierenlebendspende – Auswahlkriterien, Vorbereitung und Nachsorge. Acta Medica Austriaca 28(3), S.70. Zusammenfassung: www. blackwell-synergy.com (04.03.2005)

KRALIK Debbie et al. (2004): Chronic illness self-management: taking action to create order. Journal of Clinical Nursing, 13, p 259-267

KRATOCHWIL Sonja (2000): Der Einfluss von Information auf die Dimensionen der Lebensqualität von Patienten vor und nach Nierentransplantation. Diplomarbeit an der Universität Wien

LIEBL Sabine (1997): Möglichkeit und Grenzen einer krankheitsübergreifenden Erfassung der Lebensqualität; dargestellt am Beispiel von Dialysepatienten, chronischen Polyarthritikern und einer gesunden Vergleichspopulation. Diplomarbeit an der Universität Wien

LIM LIM KONG Irene, MOLASSIOTIS Alexander (1999): Quality of life, coping and concerns in Chinese patients after renal transplatation. International Journal of Nursing Studies, 35, p 313-322

LINDSEY Elizabeth (1996): Health within illness: experiences of chronically ill/disabled people. In: Journal of Advanced Nursing, 24, p 465-472

LINDQVIST Ragny, CARLSSON Marianne, SJÖDÉN Per-Olow (2000): Coping strategies and health-related quality of life amoung spouses of continuous ambulatory peritoneal dialysis, haemodialysis, and transplant patients. Journal of Advanced Nursing, 31(6), p 1398-1408

LINDQVIST Ragny, CARLSSON Marianne, SJÖDÉN Per-Olow (2004): Coping strategies of people with kidney transplants. Journal of Advanced Nursing, 45(1), 47-52

LUK Weety Suet-Ching (2004): The HRQoL of renal transplant patients. Journal of Clinical Nursing, 13, p 201-209

MACLEOAD CLARK Jill et al. (1991): Progression to Councelling. In: Nursing Times, February 20, 87(8), p 41-43

MATTIASON Anne-Cathrine, ANDERSSON Lars (1995): Organizational environment and the support of patient autonomy in nursing home care. Journal of Advanced Nursing, 22, p 1149-1157

McNATT Gwen E., EASOM Andrea (2000): The Role of the Advanced Practice Nurse in the Care of Organ Transplant Recipients. Advances in Renal Replacement Therapy, 7(2), p 172-176

McWILLIAM Carol L. et al. (1996): Creating Health with Chronic Illness. Advances in Nursing Science, 18(3), p 1-15

MEIJEL B. van et al. (2004): The development of evidence-based nursing interventions: methodological considerations. Journal of Advanced Nursing, 48(1), p 84-91

MERZ Deborah A. (1998): Nursing Issues Related to Post-Transplant Patients and Their Families. Journal of Psychosocial Nursing, 36(5), p 32-36

MING Liu (1999): Social Support and Quality of Life among Renal Transplant Patients. Abstract. Online im WWW unter URL: http://www.grad.cmu.ac.th/abstract/1999/nur/abstract/nur990072.html (12.12.2002)

MISHEL Merle H. (1997): Mit chronischer Krankheit leben: Mit Unsicherheit leben. In: Funk Sandra G. (Hrsg.): Die Pflege chronisch Kranker. Hans Huber, Bern, S. 61-74

MOERS Martin, SCHIEMANN Doris, SCHNEPP Wilfried (Hrsg.) (1999): Pflegeforschung zum Erleben chronisch kranker und alter Menschen. Hans Huber, Bern

MÜLLER-MUNDT Gabriele et al. (2000): Patientenedukation – (k)ein zentrales Thema in der deutschen Pflege? Pflege & Gesellschaft, 5.Jg., Nr.2, S.42-53

NOIBINGER Anna (2002): Nierentransplantation und Lebensqualität; Eine Studie am AKH Wien. Diplomarbeit an der Universität Wien

ÖHMAN Maraj et al. (2003): Hovering Between Suffering and Enduring: The Meaning of Living With Serious Chronic Illness. Qualitative Health Research, 13(4), p 528-542

OLBRICH Christa (1995): Patientenberatung – Ein neues Aufgabenfeld in der Pflege. Pflege aktuell, 6/95, S.428-430

PADILLA Geraldine V., KAGAWA-SINGER Marjorie (2001): Lebensqualität und Kultur. In: Cynthia R. King/Pamela S. Hinds (Hrsg.): Lebensqualität, Pflege- und Patientenperspektiven; Theorie – Forschung – Praxis. Hans Huber, Bern, S.121-144

PATERSON Barbara (2001a): Myth of empowerment in chronic illness. Journal of Advanced Nursing, 34(5), p 574-581

PATERSON Barbara L. (2001b): The Shifting Perspectives Model of Chronic Illness. Journal of Nursing Scholarship, 33(1), p 21-26

PATERSON Barbara L. (2003): The Koala Has Claws: Applications of the Shifting Perspectives Model in Research of Chronic Illness. Qualitative Health Research, 13(7), p 967-994

PETERMANN Franz (Hrsg.) (1996): Lebensqualität und chronische Krankheit. Dustri-Verlag, München-Deisenhofen

PICHLER Johannes W. (1992): Internationale Entwicklungen in den Patientenrechten. Böhlau, Wien-Köln-Weimar

POLASCHEK Nick (2003): Negotiated care: a model for nursing work in the renal setting. Journal of Advanced Nursing, 42(4), p 355-363

RADWIN Laurel E. (1996): „Knowing the patient": a review of research on an emerging concept. Journal of Advanced Nursing, 23, p 1142-1146

RAZZOLI Elena (2000): Emotività espressa familiare: studio di correlazione con variabile psicologiche e cliniche di soggetti in dialisi e con trapianto renale. Online im WWW unter URL: http://www.sipc.it/lavori/emotivit espressa famiglia.doc (29.03.2003)

SCHAEFFER Doris, MOERS Martin (2000): Bewältigung chronischer Krankheiten – Herausforderungen für die Pflege. In: B. Rennen-Allhoff, D. Schaeffer (Hrsg.): Handbuch Pflegewissenschaft. Juventa, Weinheim, S.447-483

SCHWEINEGGER Karin (2000): Psychologische, psychosoziale & ethische Aspekte der Lebendnierentransplantation unter besonderer Berücksichtigung des Organempfängers. Diplomarbeit an der Universität Wien

SEIDL Elisabeth, WALTER Ilsemarie (1979): Angst oder Information im Krankenhaus; Interaktionsprobleme zwischen Patienten, Ärzten und Pflegepersonal. Wilhelm Maudrich, Wien

SEIDL Elisabeth, WALTER Ilsemarie (1984): Der Patient und das Krankenhaus; Studien über Rechte, Information und Schlaf der Kranken. Wilhelm Maudrich, Wien

SEIDL Elisabeth, WALTER Ilsemarie (2000): Lebensbewältigung und Information; Eine Studie über alte Menschen nach der Spitalsentlassung. In: Elisabeth Seidl/Marta Staňková/Ilsemarie Walter (Hrsg.): Autonomie im Alter; Studien zur Verbesserung der Lebensqualität durch professionelle Pflege. Wilhelm Maudrich, Wien-München-Bern, S.36-101

SEIDL Elisabeth, WALTER Ilsemarie (2002): Daheim im Pflegeheim; Eine qualitative Studie mit HeimbewohnerInnen. In: Elisabeth Seidl, Ilsemarie Walter (Hrsg.): Pflegeforschung aktuell; Studien – Kommentare – Berichte. Wilhelm Maudrich, Wien-München-Bern, S.13-90

THORNE Sally et al. (2002): Chronic Illness Experience; Insights From a Metastudy. Qualitative Health Research, 12(4), p 437-452

VALLERAND April Hazard et al. (2001): Theorien und Begriffsmodelle als Leitlinien lebensqualitätsbezogener Forschung. In: Cynthia R. King/Pamela S. Hinds (Hrsg.): Lebensqualität, Pflege- und Patientenperspektiven; Theorie – Forschung – Praxis. Hans Huber, Bern, S.73-93

VERGOULAS Georgios (2002): Quality of Life with kidney transplantation. Hippokratia 6, suppl.1, p 91-98

WICKS M.N. et al. (1998): Family caregivers' burden, quality of life, and health following patients' renal transplantation. Journal of transplant Coordination, September, 8(3), p 170-176

WHITE Nancy et al. (2004): „Going Forward"; Family Resiliency in Patients on Hemodialysis. Journal of Family Nursing, 10(3), p 357-378

WOODWARD Vivien M. (1998): Caring, patient autonomy and the stigma of paternalism. Journal of Advanced Nursing, 28(5), p 1046-1052

WORLD HEALTH ORGANIZATION (Hrsg.) (2002): Innovative Care for Chronic Conditions; Building Blocks for Action. Genf

YOUSSEF Fatma, WONG Rita (2002): Educating Clinicians to Assess Quality of Life in Patients With Chronic Illness. Home Health Care Management & Practice, 15(1), p 20-26

ZEGELIN-ABT Angelika, HUNEKE Michael J. (1999): Grundzüge einer systematischen Pflegeberatung. PR-Internet/Pädagogik, 1/99, S.11-18

Anmerkungen

[1] www.nephro.at (04.03.2005) – Österreichisches Dialyse- und Transplantationsregister Nierenersatztherapie in Österreich Jahresbericht 2003

[2] www.eurotransplant.nl (04.03.2005)

[3] www.nephro.at (04.03.2005)

[4] P. König, 2001

[5] www.nephro.at (04.03.2005)

[6] www.realhomepage.de (04.03.2005)

[7] B. L. Paterson, 2001b; dies., 2003; S. Thorne et al., 2002

[8] B. J. Daly, 1993, S.36

[9] Für den deutschsprachigen Raum z. B. A. Kesselring, 1996; M. Moers/D. Schiemann/W. Schnepp, 1999; S. G. Funk, 1997; S. Käppeli, 1998-2000

[10] M. Öhman et al., 2003

[11] M. Fallon et al., 1997

[12] I. Lim Lim Kong/A. Molassiotis, 1999

[13] M. E. Horsburgh, 2000

[14] G. Brunier et al., 2002

[15] C.R. King/P.S. Hinds, 2001, Anhang, S.447-452, oder C.R. King, 2001, S.56-59. A.H. Vallerand et al., 2001, erwähnen die Existenz von 30 verschiedenen Definitionen der Lebensqualitätsdimensionen für Tumorpatienten (S.89).

[16] World Health Organization, Publication No. MNH/PSF/93.9, 1993, S.1, zit. nach G.V. Padilla/M. Kagawa-Singer, 2001, S.122

[17] A. Donald, 2001, S.1

[18] G. Vergoulas, 2002, S.93

[19] A. Bowling, 1995, zit. nach M. Fallon et al., 1997, S.563

[20] Z. B. C.R. King/P.S. Hinds, 2001, Anhang, S.453-499, oder M.R. Haberman/N. Bush, 2001

[21] G. Vergoulas, 2002, S.94; A. Donald, 2001, S.1; A.B. Bakewell et al., 2001

[22] Zu dieser Problematik vgl. z. B. M. Fallon et al., 1997, die die Ergebnisse US-amerikanischer Studien über Belastungen nierentransplantierter Patientinnen für nicht übertragbar auf britische Verhältnisse halten (S.564).
[23] G. Vergoulas, 2002, S.96
[24] M. Fallon et al., 1997, S.568
[25] J. Baltar et al., 2002, S.262 u. 265
[26] I. Lim Lim Kong/A. Molassiotis, 1999, S.313 u. 317
[27] L. Hongxia, 2000; L. Ming, 1999
[28] A.B. Bakewell, 2001
[29] A.L. Brickmann et al., 1998
[30] G. Vergoulas, 2002, S.97
[31] Siehe vor allem die zusammenfassende Arbeit von G. Vergoulas, 2002
[32] R. Lindqvist et al., 2000
[33] M.N. Wicks et al., 1998
[34] E. Razzoli, 2000
[35] A. Noibinger, 2002
[36] S. Grössinger, 2002
[37] S. Kratochwil, 2000
[38] S. Liebl, 1997
[39] K. Schweinegger, 2000; S.-I. Chabert, 2000
[40] U. Koch-Straube, 2001, S.80
[41] G. Müller-Mundt et. al., 2000, S.43
[42] C. Olbrich, 1995
[43] ebd., S.429
[44] ebd.; B.J. Daly, 1993
[45] M. Huber, 2002, S.68
[46] A. Zegelin-Abt/M.J. Huneke, 1999
[47] B.J. Daly, 1993
[48] G. Müller-Mundt et. al., 2000. S.43
[49] D. Schaeffer/M. Moers, 2000
[50] E. Jaeggi et al., 1998, S.5
[51] ebd., S.7
[52] vgl. ebd., S.14
[53] ebd., S.19
[54] Alle Namen sind geändert
[55] M. Grypdonck, 1999, S.8
[56] F. Hartmann, 1996, S.10-11
[57] E. Seidl/I. Walter, 2000, S.81-82

[58] E. Lindsey, 1996, S.466
[59] C.L. McWilliam, 1996, S.5
[60] ebd.
[61] E. Lindsey, 1996, S.469
[62] F. Hartmann, 1996, S.35
[63] vgl. z. B. M. Fallon et al., 1997, oder I. Lim Lim Kong / A. Molassiotis, 1999
[64] M. Grypdonck, 1999, S.4
[65] ebd.
[66] M. Grypdonck, 1998, S.2-3
[67] ebd., S.3
[68] Zur Beratung in der Pflege vgl. z. B. U. Koch-Straube, 2001; A. Zegelin-Abt /M.J. Huneke, 1999; G. Müller-Mundt et al., 2000; J. Macleod Clark et al., 1991; M. Huber, 2002; C. Olbrich, 1995 sowie die Literaturzusammenfassung in diesem Beitrag
[69] E. Seidl/I. Walter, 2000, S.45-48
[70] B.J. Collopy et al., 1991, New directions in nursing home ethics, Geriatric Nursing 12(4), S.197, zit. nach S. Davies/S. Laker/L. Ellis, 1997, S.409
[71] vgl. M. Bobbert, 2002, S.144
[72] ebd., S.145
[73] ebd., S.135-137
[74] ebd., S.146
[75] ebd., S.137-140; dies., 2003, S.78-80
[76] M. Bobbert, 2002, S.290
[77] S. Davis et al., 1997, S.409
[78] M. Grypdonck, 1999, S.5
[79] M. Grypdonck, 1997, S.226
[80] Dass dies mit großen Kosten für das Selbstwertgefühl der Betroffenen verbunden sein kann, betont H. Mishel, 1997, S.66
[81] vgl. M. Bobbert, 2003, S.81
[82] M. Grypdonck, 1999, S.8
[83] J.W. Pichler, 1992, S.188-219
[84] M.J. van Vliet, 2001, Psychologische voorbereiding op een gastroscopie; De invloed van informatie in medische situaties, PhD Thesis, Academia Press, Ghent, zit. nach B. van Meijel et al., 2004, S. 88
[85] zur Problematik dieses Begriffs vgl. u. a. E. Seidl/I. Walter, 2000, S.39-40
[86] M. Grypdonck, 1999, S.6
[87] J. Gubrium/ J. Holstein (1990): What is familiy? Mountain View, CA Mayfield, zit. nach M. Gehring, 2001, S.25

[88] vgl. Kapitel „Konzepte der Interviewten" in diesem Buch

[89] N. White et al., 2004, S.375

[90] vgl. auch M. Grypdonck, 1997, S.223

[91] K. Heimerl/I. Berlach-Pobitzer, 2000, S.119-126

[92] siehe M. Grypdonck in diesem Band

[93] F. Hartmann, 1996, S.42-43

[94] Das Konzept des „Empowerments", also der Unterstützung der Betroffenen in der Fähigkeit, selbst entscheiden und handeln zu können, ist in diesem Zusammenhang nicht ganz unumstritten, weil es selbst paternalistische Elemente enthalten kann.

[95] B. Paterson, 2001a, S.10

[96] Näheres siehe im Kapitel „Die Kontrollen in der Krankenhausambulanz" in diesem Beitrag

[97] World Health Organization, 2002, S.29

[98] ebd., S.30-38

[99] siehe M. Grypdonck in diesem Band

[100] Damit unterscheidet sich die Aufgabe der „trajectory nurse" in der Pflege chronisch Kranker grundsätzlich von Ansätzen in manchen Ländern mit anglosächsischer Tradition im Gesundheitswesen – vgl. z. B. G.W. McNatt /A. Easom, 2000, die von einer Erweiterung der Rolle der Pflegepersonen bei nierentransplantierten PatientInnen in Richtung der Durchführung von Biopsien etc. sprechen.

[101] F. Hartmann, 1996, S.27

[102] M.H. Cohen, 1995, The triggers of heightened parental uncertainty in chronic, life-threatening childhood illness; Qualitative Health Research 5, S.63-77, zit. nach M. Grypdonck, 1997, S.225

[103] vgl. z. B. L. C. Hicks, 2002

PFLEGEWISSENSCHAFT HEUTE
Hrsg.: Elisabeth SEIDL

BAND 1

BETRIFFT: PFLEGEWISSENSCHAFT

192 Seiten, 2 Abbildungen, 1 Tabelle, kartoniert,
ISBN 3-85175-612-6; EUR 21,60

Nach jahrzehntelangen Bemühungen, den Anschluß an die europäische Pflegeforschung und Pflegewissenschaft zu gewinnen, ist es im deutschsprachigen Raum gelungen, Pflege als Wissenschaft in Weiterbildung und Forschung auf Hochschulniveau anzusiedeln. In Österreich wurde 1992 mit der Errichtung eines Forschungsinstituts für Pflege- und Gesundheitssystemforschung an der Universität Linz, dessen Abteilung Pflegeforschung ihren Sitz im Rudolfinerhaus in Wien hat, ein entscheidender Schritt getan.

Dies ist der erste Band der neuen Reihe „Pflegewissenschaft heute", die von Elisabeth Seidl, Leiterin der Abteilung für Pflegeforschung, mit dem Ziel herausgegeben wird, Beiträge aus dem Wissenschaftsbereich und der Pflegeforschung zugänglich zu machen und dadurch Reflexion über Identität und Selbstverständnis des Pflegeberufs anzuregen, nicht zuletzt auch in einer historischen und internationalen wie fächer- und berufsübergreifenden Perspektive.

Der erste Teil des Buches trägt den Titel „Pflegewissenschaft in Entwicklung" und bringt eine ausführliche Darstellung von Hilde Steppe über das Entstehen von Pflegewissenschaft in den Vereinigten Staaten sowie zwei Beiträge von Elisabeth Seidl und Andreas Heller über die Entwicklung von Pflegewissenschaft in Österreich und die Vorgeschichte der Abteilung Pflegeforschung.

Im zweiten Abschnitt „Pflegewissenschaft und ihre Bezugsdisziplinen" sind die wesentlich überarbeiteten Vorträge des Arbeitskreises Pflegewissenschaft beim Symposion „Gesundheit im Brennpunkt", das im April 1993 an der Universität Linz stattfand, abgedruckt.

Allen Beiträgen ist eine kritische Sympathie zur Pflegewissenschaft gemeinsam. Sie wollen die Entwicklung der Pflegewissenschaft fördern und Anregung bieten für einen länderübergreifenden Dialog zwischen Theorie und Praxis wie auch zwischen verschiedenen universitären Disziplinen.

VERLAG WILHELM MAUDRICH
WIEN – MÜNCHEN – BERN

PFLEGEWISSENSCHAFT HEUTE
BAND 2

ENDE DER PFLEGEKRISE?

Ein interkultureller Vergleich zur Arbeitssituation im Krankenhaus
Hrsg.: Elisabeth SEIDL und Marta STANKOVA

224 Seiten, 13 Abbildungen, 9 Tabellen, kartoniert
ISBN 3-85175-626-6; EUR 21,60

Dieser zweite Band der Reihe beschreitet in verschiedener Hinsicht Neuland. Erstmals werden pflegerelevante Fragen in interkultureller Zusammenarbeit zwischen Österreich und Tschechien erarbeitet, wobei empirische Daten in einen soziokulturellen und historischen Gesamtzusammenhang eingebunden werden.

Im ersten Teil des Buches beschreibt M. Stanková, Universität Prag, die Entwicklung der Pflege in ihrem Land und stellt das Selbstverständnis der tschechischen Pflege dar. Im Anschluß daran schildert sie die verschiedenen Stufen einer zukunftsorientierten Bildungsreform der Pflege in der Tschechischen Republik, die sie selbst in leitender Funktion im Rahmen des Gesundheitsministeriums durchgeführt hat.

Die Beiträge des zweiten Abschnitts von Elisabeth Seidl und Ilsemarie Walter bieten einen interkulturellen Ansatz. Geschichtliche Entwicklungen der Pflege werden ebenso verglichen wie die Daten einer empirischen Untersuchung zur derzeitigen Situation der Pflege in Österreich und Tschechien.

Im dritten Teil des Bandes mündet die Darstellung der österreichischen Pflegesituation anhand der Untersuchungsergebnisse in Vorschläge und grundsätzliche Überlegungen zur Verbesserung. Neben einer grundlegenden Bildungsreform werden tiefgreifende strukturelle Veränderungen im Gesundheitssystem notwendig sein, wie Andreas Heller in seinem Beitrag darlegt. Erst aufgrund einer Entwicklung in beide Richtungen wird ein Ende der Pflegekrise absehbar, wie das Beispiel anderer europäischer Länder zeigt.

PFLEGEWISSENSCHAFT HEUTE – BAND 3

AKADEMISIERUNG VON PFLEGE UND PUBLIC HEALTH

Ein gesundheitswissenschaftlicher Dialog
Hrsg.: Andreas HELLER, Doris SCHAEFFER, Elisabeth SEIDL
210 Seiten, 2 Abbildungen, 2 Tabellen, kartoniert, ISBN 3-85175-647-9

Vergriffen

PFLEGEWISSENSCHAFT HEUTE
BAND 4

ZUR SOZIALGESCHICHTE DER PFLEGE IN ÖSTERREICH

Krankenschwestern erzählen über die Zeit von 1920 bis 1950
Hrsg.: Elisabeth SEIDL und Hilde STEPPE

224 Seiten, kartoniert
ISBN 3-85175-672-X; EUR 21,60

Dieser vierte Band der Reihe „Pflegewissenschaft heute" bringt die ersten Ergebnisse eines international angelegten Projektes zur Sozialgeschichte der Pflegeberufe, das in Zusammenarbeit mit Pflegehistorikerinnen aus Deutschland und der Schweiz durchgeführt wird. Zwei Besonderheiten zeichnen dieses Projekt vor allem aus – zum einen die Erschließung empirischer Quellen über individuell erlebte Geschichte, zum anderen die Erforschung einer Berufsgeschichte durch Angehörige des Berufes selbst, wenn auch einer anderen Generation.

Die Beiträge dieses Bandes wollen gelebte Geschichte wiedergeben und stützen sich auf insgesamt 51 Interviews mit österreichischen ehemaligen Pflegepersonen im Alter von über siebzig Jahren, in denen diese Zeitzeuginnen aus ihrer Berufsgeschichte erzählten. Archiv- und Literaturforschung bilden den Hintergrund.

Ein allgemeiner Beitrag von Hilde Steppe über „Elemente der historischen Entwicklung des Berufes Pflege" eröffnet den Band, worauf eine ausführliche Analyse von Elisabeth Seidl über „Berufliches Handeln unter dem Einfluß der Zeitgeschichte" folgt. Die weiteren Beiträge behandeln speziellere Themen: Berufswahl und Eintritt in eine Schwesternschaft (Ilsemarie Walter), Arbeitsbereiche der Pflege (Elisabeth Sittner), Pflege von Sterbenden (Andreas Heller) und das Leben in der Schwesterngemeinschaft des Rudolfinerhauses (Veronika Kleibel).

PFLEGEWISSENSCHAFT HEUTE
BAND 5

RÜCKBLICK FÜR DIE ZUKUNFT

Beiträge zur historischen Pflegeforschung

Hrsg.: Elisabeth SEIDL und Ilsemarie WALTER

262 Seiten, 7 Tabellen, kartoniert
ISBN 3-85175-704-1, EUR 21,60

Die Beiträge dieses Bandes der Reihe „Pflegewissenschaft heute“ gehen auf den 3. Internationalen Kongreß zur Geschichte der Pflege zurück, den die Abteilung für Pflegeforschung des Instituts für Pflege- und Gesundheitssystemforschung der Johannes Kepler Universität Linz im Oktober 1997 in Wien veranstaltet hat. Damit wird eine Tradition fortgesetzt, die 1993 mit einem Kongreß in Aarau/Schweiz begonnen hatte, und 1995 in Frankfurt am Main mit großem Erfolg weitergeführt worden war. Auch in Österreich stieß die Veranstaltung auf ein breites Echo bei den TeilnehmerInnen. Das Entstehen einer Arbeitsgruppe, die sich in Österreich auch weiterhin mit historischer Pflegeforschung beschäftigen wird, ist ein erfreuliches Ergebnis des Kongresses.

Bei der vorliegenden Publikation handelt es sich nicht nur um eine Wiedergabe der Vorträge, die auf dem Kongreß gehalten wurden, sondern zum großen Teil um erweiterte Fassungen dieser Referate. Das erklärt einerseits die etwas späte Herausgabe des Bandes, erhöht aber auch seinen Wert, da den AutorInnen die Gelegenheit gegeben wurde, die Inhalte zu ergänzen und zu verdichten oder die Thematik der für den Kongreß verkürzten Darstellungen in ganzem Umfang vorzulegen. Das Buch zeichnet sich nicht nur durch die Pluralität der Zugänge und der Themen aus, sondern auch durch die unterschiedliche länderspezifische Sicht.

PFLEGEWISSENSCHAFT HEUTE
BAND 6

AUTONOMIE IM ALTER

Studien zur Verbesserung der Lebensqualität durch professionelle Pflege

Hrsg.: Elisabeth SEIDL, Marta STANKOVA
und Ilsemarie WALTER

248 Seiten, 1 Abbildung, 10 Tabellen, kartoniert
ISBN 3-85175-743-2; EUR 21,60

Das zentrale Anliegen dieses sechsten Bandes der Reihe „Pflegewissenschaft heute" ist, einen Einblick in Lebenssituation und Lebensbewältigung alter Menschen zu geben, die in Institutionen oder im extramuralen Bereich betreut werden. Mit Hilfe verschiedener empirischer Zugänge wird die Qualität der derzeitigen Versorgung dargestellt, werden Probleme aufgezeigt und Anstöße zu einer qualitativen Weiterentwicklung geboten.

Auf eine Analyse aus soziologischer Sicht, in der die Schnittstellenfrage Krankenhaus/Versorgung zu Hause beleuchtet wird, folgen drei empirische Studien, die sich mit der Situation älterer Menschen nach einer Spitalsentlassung befassen. Dabei kommen unterschiedliche Personengruppen zu Wort: Patientinnen und Patienten, Angehörige, die zur Pflege aktiv beitragen und Pflegepersonen, die mit der extramuralen Versorgung betraut sind.

Zwei weitere Beiträge befassen sich mit der Situation alter Menschen in Pflege- bzw. Pensionistenheimen. Die zugrunde liegenden Studien wurden zum Anlaß für konkrete Maßnahmen genommen, die die Lebensqualität der Betroffenen verbessern sollen. Den Abschluß des Buches bildet eine Arbeit zum Stellenwert der Entlassungsplanung im Rahmen des Pflegeprozesses.

Der vorliegende Band ist ein Beispiel für die Realisierung des Grundsatzes, daß Pflegeforschung der Praxis verpflichtet ist. Ideen der Praktikerinnen werden aufgegriffen, in die Forschung mit einbezogen und aufgrund der Ergebnisse Handlungsstrategien zu neuen Ansätzen in der Versorgungsqualität entwickelt.

PFLEGEWISSENSCHAFT HEUTE
BAND 7

PFLEGEFORSCHUNG AKTUELL

Studien – Kommentare – Berichte

Zum 10-jährigen Bestand der Abteilung Pflegeforschung

Hrsg.: Elisabeth SEIDL und Ilsemarie WALTER

203 Seiten, 2 Abbildungen, 5 Tabellen, kartoniert
ISBN 3-85175-784-X; EUR 21,60

Die Pflege als Beruf steht in Österreich im Spannungsfeld zwischen Gebrauchtwerden und Vergessenwerden. Immer dann, wenn der Bedarf an Pflegeleistungen bedrohlich zunimmt – etwa bei der Frage der Versorgung von Alten und chronisch Kranken – wird Pflege aktuell. Auch bei Problemen im Gesundheitswesen, wenn Öffentlichkeit und Medien alarmiert sind, steigt die Aktualität der Pflege. Wenn es jedoch um die Verteilung von Forschungsmitteln, um die autonome Ausübung des Berufes oder um Fragen der höheren Bildung geht, dann ist Pflege nicht gefragt, nicht aktuell. Das Buch enthält Studien, Kommentare und Berichte zum Thema Pflegeforschung und -wissenschaft und soll die Bedeutung der Pflegeforschung und ihre Relevanz für Entwicklungen im Gesundheitswesen darstellen.

„Daheim im Pflegeheim" entstand aufgrund einer qualitativen Studie, in der die BewohnerInnen von drei Pflegeheimen zu Wort kommen und ihre Erlebniswelt schildern. Aus der Perspektive der Heimleitung wird dann über die Lebensqualität alter Menschen im Pflegeheim berichtet. Ein weiterer Beitrag befaßt sich mit dem brisanten Thema der multikulturellen Kooperation von Pflegepersonen. Pflege wird hier immer als interaktiver Prozeß gesehen, in den alle Beteiligten einbezogen werden. Dies ist der beste Weg zur Implementierung der Ergebnisse in die Praxis.

Die Kommentare zum Thema Pflegeforschung im zweiten Teil des Bandes bringen etwas von der Komplexität und dem hohen Anspruch zum Ausdruck, der mit der Wissensentwicklung in der neuen Disziplin Pflegewissenschaft verbunden ist. Hier werden Perspektiven der Pflegewissenschaft und -forschung in Deutschland und in Österreich aufgezeigt.

VERLAG WILHELM MAUDRICH
WIEN – MÜNCHEN – BERN